本書の各項目の末尾に掲載されている「おーつか先生のプロンプト」を Web 付録としてまとめました．そのままコピペできますので，下記二次元バーコードもしくは URL よりご活用ください．

https://www.igaku-shoin.co.jp/book/detail/115458/appendix

【Web 付録シリアル番号】

*

コインなどでこすってください．

JN218665

医師による
医師のための
ChatGPT
入門❷

臨床現場ががらりと変わる
生成AI実践術

近畿大学医学部皮膚科学教室
主任教授
大塚篤司

医学書院

著者略歴

大塚 篤司（おおつか あつし）
近畿大学医学部皮膚科学教室主任教授.

2003 年, 信州大学医学部卒業. 博士（医学）. 日本皮膚科学会専門医・指導医, がん治療認定医, 日本アレルギー学会認定専門医など. 京都大学医学部特定准教授を経て 2021 年より現職.

がん・アレルギーのわかりやすい解説をモットーとし, コラムニストとしても活躍. 著書に『世界最高のエビデンスでやさしく伝える 最新医学で一番正しいアトピーの治し方』（ダイヤモンド社）,『本当に良い医者と病院の見抜き方, 教えます. ―“患者の気持ちがわからない”お医者さんに当たらないために』（大和出版）,『心にしみる皮膚の話』（朝日新聞出版）,『まるごとアトピー―アトピー性皮膚炎の病態から最新薬剤, 患者コミュニケーションまで』（医学書院）,『白い巨塔が真っ黒だった件』（幻冬舎）,『皮膚科医の病気をめぐる冒険―医療を超えたクロストークで辿り着いた新しい自分』（新興医学出版社）などがある.

医学書院から B'z の本を出すのが夢.

X（旧 Twitter）：@otsukaman

医師による医師のための ChatGPT 入門 2
―臨床現場ががらりと変わる生成 AI 実践術

発　行	2024 年 10 月 15 日	第 1 版第 1 刷ⓒ
	2024 年 12 月 15 日	第 1 版第 2 刷
著　者	大塚篤司	
発行者	株式会社　医学書院	
	代表取締役　金原　俊	
	〒113-8719　東京都文京区本郷 1-28-23	
	電話　03-3817-5600（社内案内）	
組　版	ビーコム	
印刷・製本	アイワード	

本書の複製権・翻訳権・上映権・譲渡権・貸与権・公衆送信権（送信可能化権を含む）は株式会社医学書院が保有します.

ISBN978-4-260-05765-3

序

　『医師による医師のための ChatGPT 入門』を出版してわずか 4 か月．その間，生成 AI に関する驚くべきニュースが日々メディアを賑わせ，その数は私たちの想像をはるかに超えるほどだった．技術の進歩は加速度的で，その変化のスピードについていくのに苦労するほどである．

　この短期間で，生成 AI の能力は飛躍的に向上した．当初は主に文章作成に特化していたものが，今では高品質な画像生成が可能となり，さらには動画制作の領域にまで踏み込んでいる．その精度たるや，人間の手によるものと見分けがつかないほどだ．

　こうした急速な進歩を目の当たりにすると，医療従事者の間で一つの疑問が浮かび上がる．「われわれの仕事はこれからどうなるのだろうか？」という不安だ．確かに，AI が医療の様々な場面で活用され始めている今，将来的に仕事の多くを奪われるのではないかという懸念は理解できる．

　しかし，その一方で，生成 AI がもたらす可能性に胸を躍らせずにはいられない．AI を適切に活用することは，診断の精度向上，治療計画の最適化，そして患者とのコミュニケーションの改善など，医療の質を大きく向上させる可能性を秘めているのだ．私自身，毎日のように生成 AI を活用した新しい医療のカタチを想像し，その実現に向けて意欲を燃やしている．

　本書では，前回の著作で紹介しきれなかった生成 AI の新機能や，最新の医療応用例を詳細に解説した．日進月歩で進化するこの分野において，読者の皆様に最新の情報を提供できるよう心がけた．今回も，難しい理論はそこそこに，実践的な活用方法に重点を置き，各章をまとめている．

　また，前回好評を博した研修医・花咲アイさんの成長物語も続編として収録した．彼女の破天荒ながらも真摯に医療と向き合う姿勢が，読者の皆様に笑いと共感をもたらし，明日への活力となることを期待している．

　本書が，急速に変化する医療の世界において皆様の道標となり，日々の診療の質を向上させる一助となることを願っている．ぜひ本書を有効に活用し，新たな医療の可能性を探求する一歩としていただければ幸いである．

2024 年 9 月

大塚篤司

登場人物紹介

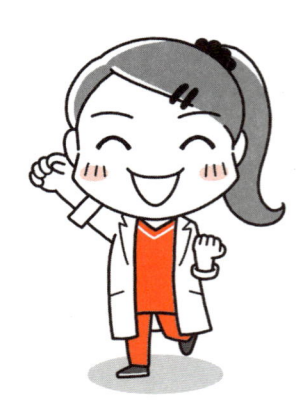

花咲 アイ

思いがけず大学院生となった皮膚科医. 美容皮膚科のスペシャリストを目指しつつも, なぜか日々の研究に没頭. 臨床と研究の両立に奮闘中だが, 相変わらず医局生活にはウンザリしている.

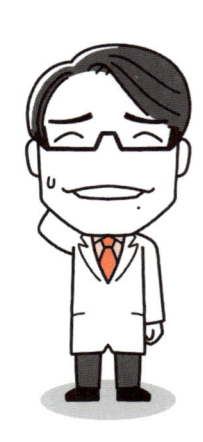

おーつか先生

皮膚科医の顔を持つ AI 伝道師. 大学病院での診療の傍ら, 休日返上で生成 AI ワークショップを開催. 独自の切り口で医療×AI の可能性を探り, 業界の常識を覆す大学教授.

Web 付録
「おーつか先生のプロンプト集」について

　本書の各項目の末尾に掲載されている「おーつか先生のプロンプト」を Web 付録としてまとめました．そのままコピペできますので，下記二次元バーコードもしくは URL よりご活用ください．

https://www.igaku-shoin.co.jp/book/detail/115458/appendix

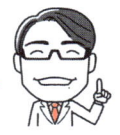

　シリアル番号は表紙裏に記載されています．

> 本書のプロンプトやコードは基本形です．
> ChatGPT は，指示の内容さえ理解できれば，丁寧語でなくても問題ありません．
> 自由に言葉をアレンジして，自分だけのプロンプトを作成してみましょう．

- ファイルは予告なしに変更・修正，また配信を停止する場合がございます．ご了承ください．
- 本 Web 付録の利用ライセンスは，本書 1 冊につき 1 つ，個人所有者 1 名に対して与えられるものです．第三者へのシリアル番号の提供・開示は固く禁じます．また図書館・図書施設など複数人の利用を前提とする場合には，本 Web 付録を利用することはできません．

目次

3章　Claude の活用法

4章　その他 LLM, 動画系生成 AI などの次世代 AI

表紙デザイン：遠藤陽一（デザインワークショップジン）

ご注意

＊本書は，2024 年 8 月時点の情報をもとに作成しております．本書刊行後に，本書に記載されて
いる内容，画面などは変更されている可能性があります．

＊本書の記載内容によって生じる不具合・損害などに対して，著者ならびに出版社ではその責任
を負いかねます．あらかじめご理解・ご了承のほどお願いいたします．

株式会社 医学書院

プロローグ

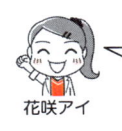
花咲アイ

おーつか先生，お久しぶりです！

アイさん，久しぶりですね．元気でしたか？

おーつか先生

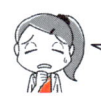
いえ，元気じゃありません！！　専門医を取ったので当初の予定どおり医局を辞めるつもりだったんですけど，教授に引き止められて，なぜか今，大学院生してます！

それはびっくりですね．まさかアイさんが大学院に入るなんて

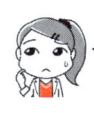
私自身が驚いています．おーつか先生から ChatGPT の使いかたを教わったせいで，こんな人生になってしまいました！　私かわいそう！

おいおい（笑）．臨床の日常業務が効率化されたのは良いことだと思いますよ
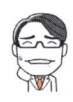

はい，先生のせいというのは冗談です（笑）．ChatGPT の基本から教えてもらえて感謝してます

それならよかった．さっそくだけれども，今回はワークショップの第2弾ということで，さまざまな生成 AI の使いかたを教えたいと思います

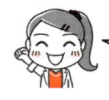 はい！　期待してます

では，アイさん．ChatGPT と Gemini と Claude の使い分けをどうしてますか？

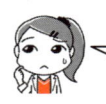 え？　使い分け…ですか？　最近はずっと ChatGPT しか使ってませんけど．あんまり難しい質問をするなら医局を辞めます！

相変わらずですね（笑）．では，さっそく3つの生成 AI の違いを ChatGPT に聞いてみましょう

 プロンプト
ChatGPT，Gemini，Claude の違いを表にまとめてください．

 ChatGPT（2024 年 7 月現在）

特徴	ChatGPT	Gemini	Claude
開発元	OpenAI	Google	Anthropic
モデル	GPT-3.5，GPT-4，GPT-4o	Gemini Pro, Gemini 1.5 Pro	Claude Instant, Claude 2, Claude 3.x
コンテキストウィンドウ	8K（GPT-3.5），32K（GPT-4），未公表（GPT-4o）	32K（Gemini Pro），200 万トークン（Gemini 1.5 Pro）	10 万トークン（Claude Instant, Claude 2），10 万トークン（Claude 3.0），20 万トークン（Claude 3.1, Claude 3.2）

特徴	ChatGPT	Gemini	Claude
強み	自然な対話，創造的なテキスト生成，コード生成，マルチモーダル対応(GPT-4o)	Google検索との連携，マルチモーダル対応(テキスト，画像，動画)	長文読解，安全性の高い回答生成，コーディング能力
弱み	時に不正確な情報，倫理的問題への対応	まだ実験段階であり，機能が限定的	Claude Instantは短い回答，創造性の低いテキスト生成
料金プラン	無料プラン，有料プラン(ChatGPT Plus)	有料プラン(Gemini Pro)	無料プラン(Claude Instant)，有料プラン(Claude Pro)
その他	プラグインによる機能拡張	Google Workspaceとの連携	安全性向上

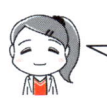 なるほど．ところでコンテキストウィンドウのところに書いてあるトークンってなんでしょう？　あ，ChatGPT に聞いてみます！

素晴らしい．ChatGPT を使いこなしてますね！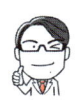

 プロンプト
トークンとはなんですか？　わかりやすく説明してください．

 ChatGPT
トークンとは，AI モデルが文章を理解・処理するために分割する最小単位のことです．
例えるなら，文章を単語に分解するようなイメージですが，トークンは必ずしも単語と一致するわけではありません．
例えば，「今日は良い天気ですね」という文章を例に考えてみましょう．

単語単位での分割：「今日」「は」「良い」「天気」「です」「ね」
トークン単位での分割：「今日」「は」「良」「い」「天気」「です」「ね」

このように，トークンは単語よりも細かく分割される場合があります．特に，英語などの言語では，単語の一部(接頭辞，接尾辞など)もトークンとして扱われることがあります．

> AI モデルは，このトークン単位で文章を処理することで，文脈を理解したり，文章を生成したりします．
> トークンは，AI モデルの性能に大きく影響します．
>
> コンテキストウィンドウ：AI モデルが一度に処理できるトークンの数．多いほど，長い文章や複雑な文脈を理解できます．
> 料金：トークン数に応じて課金される AI サービスもあります．
>
> トークンの概念を理解することで，AI モデルの動作原理や料金体系をより深く理解できるようになります．

わー，詳しいな．そうすると 200 万トークンの Gemini 1.5 Pro が最強じゃないですか

そうですね．ただ，生成 AI の性能についてはしのぎを削って争っている状況です．どれが最強かは，週単位で変動する可能性もあります．実際，この原稿を書いている間にも Claude 3.5 sonnet が登場して最速になったし

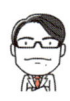

私は先生みたいに講演会で荒稼ぎしてないし，すべての有料版を契約するのは無理です！

ところどころトゲのある言葉をぶつけてこないでください（笑）．生成 AI を使ううえで大事なことは，それぞれの特徴を押さえておくこと．無料版を使っていくうちに，自分が使いやすい生成 AI がどれかわかってくると思いますよ

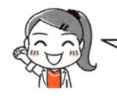

そうなんですね！　今回のワークショップも楽しみにしてます！どうぞよろしくお願いいたします！！

1章

ChatGPT に できること

まずは基本から復習
～契約書を見直す～

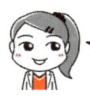 せんせー，私，大学の近くに引っ越そうと思ってるんです．研究でタイムコース取ることもあって，待ち時間に家に帰りたいんですよねぇ

アイさん，すっかり立派になりましたね！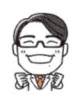

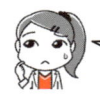 なにがですか？

レジデントの頃のアイさんなら，「タイムコースの実験提案してきたオーベンまじ無理！」って言ってましたよ

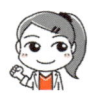 そうでしたっけ？（笑）　いまでもサボりたい気持ちは変わりませんが，せっかく大学院に入ったんだから，みんながびっくりするような発見をしたいんです

うわ，アイさんがキラキラしてて眩しい

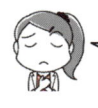 もう！　からかわないでくださいよ！

ごめん，ごめん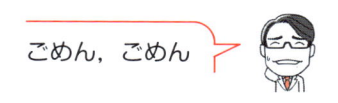

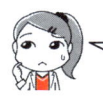 研究で企業の人と秘密保持契約を結ぶことになりそうなんですけど，いただいた書類を読んでもさっぱりわからなくて困ってます

それこそ ChatGPT の出番ですね

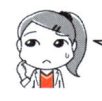 え，どうやって？？？

ChatGPT に弁護士さんの役割をしてもらえばいいですよ

 プロンプト
あなたは優秀な日本の弁護士です．アップロードした契約書に関して，私(乙)に不利な点がないか確認し，修正案を提案してください．

 ChatGPT
業務委託契約書を確認しました．以下に乙に不利となる可能性のある点を指摘し，修正案を提案します．

不利となる点と修正案

1．第2条(業務内容)

不利な点：業務内容が詳細に規定されておらず，乙の業務範囲が広がりすぎる可能性があります．また，甲の規則に従う義務があるため，乙の裁量が制限される可能性があります．

修正案：業務内容を具体的に定義し，業務範囲を明確に限定することを提案します．また，「甲の定める規則等に従う」部分について，具体的な規則の内容を確認し，必要に応じて修正を求めることを提案します．

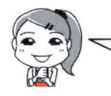 ChatGPT 先生こまかいですね(笑)．あれ，回答速くなりました？

うん，ChatGPTは2024年5月13日にGPT-4o（ジーピーティーフォーオー，もしくはジーピーティーフォーオムニ）を公開したんです．GPT-4oはこれまでのGPTに比べ，回答速度も頭の良さもレベルアップしています．ぼくは今までChatGPTの回答を読むのに遅れることはなかったんだけど，もう最近は早すぎてリアルタイムでは読み切れないよ

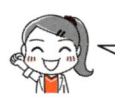そんなに進化してるんですね．では，GPT-4oについては私がまとめます！

すっかり頼もしくなって

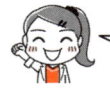ChatGPT！　解説してください

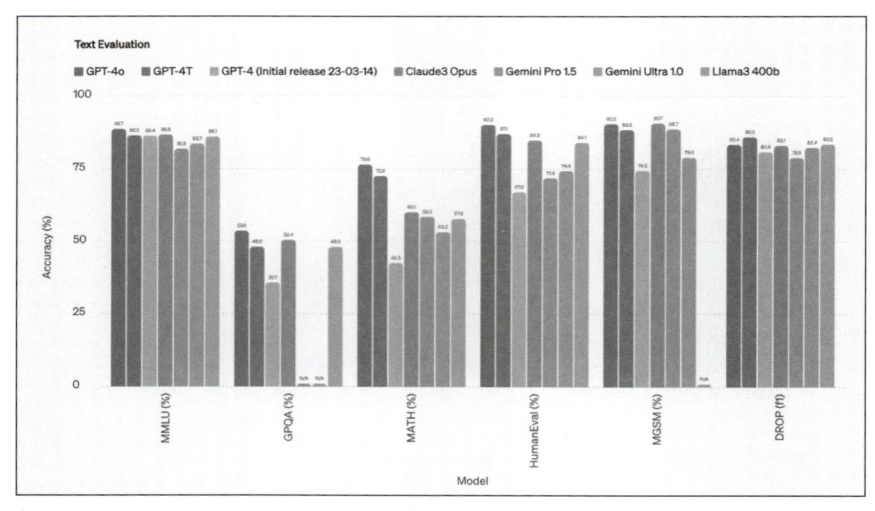

（https://openai.com/index/hello-gpt-4o/ より）

プロンプト
アップロードしたグラフを解説してください.

 ChatGPT
日本語の解説
このグラフは，いくつかの主要な AI モデル（GPT-4o，GPT-4T，GPT-4 初期リ
リース版，Claude 3 Opus，Gemini Pro 1.5，Gemini Ultra 1.0，Llama3 400b）
のテキスト評価における性能を示しています．各モデルの精度は，さまざまな評価
基準（MMLU，GPQA，MATH，HumanEval，MGSM，DROP）に基づいています.

MMLU：各モデルの一般的な理解力を測定します．GPT-4o が最も高い精度を示し
ています（88.7%）.

GPQA：質問応答の精度を評価します．GPT-4o が最も高い精度を示していますが
（53.6%），いくつかのモデルはデータが提供されていません.

MATH：数学的な問題解決能力を評価します．GPT-4o が最も高い精度を示してい
ます（76.6%）.

HumanEval：プログラムコードの生成と評価を行います．GPT-4o が最も高い精
度を示しています（90.2%）.

MGSM：論理的な推論力を評価します．Claude 3 Opus が最も高い精度を示して
います（90.7%）.

DROP：データベースからの情報抽出の精度を評価します．GPT-4T が最も高い精
度を示しています（86.0%）.

これらの結果から，GPT-4o が全体的に優れた性能を示していることがわかりま
す．各モデルの詳細な評価結果は，異なるタスクでの性能を反映しています.

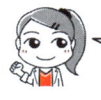 文章をやりとりする能力は，GPT-4o が最も高そうですね！

文章のやりとりだけではないよ．アップロードしたグラフや表，音
声入力に対する理解や回答精度も抜群に高くなったのが GPT-4o
だよ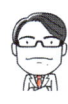

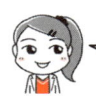 本当ですね．ChatGPT にグラフを丸投げしてこの精度なら，他の
生成 AI はもう必要ないですね

いやー，そんなことはないんだな．それぞれ得意不得意があって，
すべて使いこなしてこそ，真の生成 AI マスターですよ

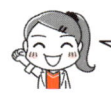 ぜひ今回で生成 AI マスターになりたいです！

話が少し脱線してしまいましたが，今回，アイさんに覚えておいて
ほしいことは，プロンプトを書く際に ChatGPT に役割を与える
こと．あなたは○○です，とはじめに定義しておくことで，回答の
精度が上がるんだよ

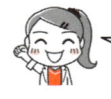 はい！　覚えておきます！

> **！ ここがポイント**
>
> プロンプトのはじめに，役割を与えること．
> たとえば，あなたは優秀な○○（皮膚科医など）です．

> **おーつか先生のプロンプト**
>
> あなたは優秀な日本の弁護士です．アップロードした契約書に関して，私
> （乙）に不利な点がないか確認し，修正案を提案してください．

当直表を作成する

 せんせー，特大ブーメランが自分に刺さりました！

アイさん，どうしました？

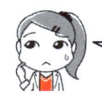 私，まだ研修医の頃，看護師さんのことをよく思ってなかったんです

医者あるあるですね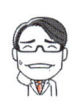

 はい．だって，カンファレンスばっかりやってて手伝ってくれないし，どうでもいいことで夜中に電話かけてくるし

あんまり言うと敵を増やしますよ！（笑）．でも，研修医の身分は，大学病院だとカースト制度の一番下ですもんね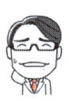

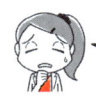 看護師長さんなんか，仕事しないでずっとシフト組んでる！って飲み会で文句を言ったこともあってですね．それがいま，ブーメランで自分に返ってきてます

どういうことですか？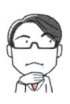

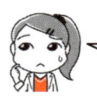 当直表のシフトを組む係を任されたんです！　これが思った以上に面倒くさいんです．若い先生が当直に入ったときは，バックアップの先生を作りたいんだけど，組み合わせが悪い先生たちもいるんです．あの頃，忘年会で酔って文句を言ってしまった優しい看護師長さん，ごめんなさい！

直接言ったんだ（笑）

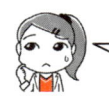 ChatGPT を使ってなんとかなりませんか？

よし，では作成してもらおう

医局員一覧

名字	性別	経験年数	専門医資格	備考
鈴木	男性	10	有	
佐藤	女性	5	無	子育て中のため週末のみ当直可
高橋	男性	15	有	
田中	女性	7	有	
伊藤	男性	3	無	
渡辺	女性	12	有	旦那さんの事情で木曜日の当直不可
山本	男性	8	無	
中村	女性	6	有	
小林	男性	20	有	
加藤	女性	4	無	
吉田	男性	14	有	土曜日はバイトのため当直不可
山田	女性	9	無	
佐々木	男性	11	有	
山口	女性	2	無	
松本	男性	13	有	

名字	性別	経験年数	専門医資格	備考
井上	女性	1	無	渡辺を怖がっている
木村	男性	16	有	
清水	女性	7	無	
中島	男性	10	有	山口が元彼女
前田	女性	5	無	

 プロンプト
アップロードしたファイルから，4月分の当直表を作成してください．ただし，以下の条件に従ってください．

\# 平日と休日のバランスを考慮してシフトを割り当てる．
\# 週末は，非専門医が続けて担当しないようにする．
\# 平日は週に2回以上の当直が当たらないようにする．
\# 平日に当直がない医師がなるべく週末に当直をするように割り当てる．
\# 経験年数が5年未満の医師が当直をする場合，専門医のバックアップをつける．
\# 備考欄の個人の事情を考慮する．

 あっという間に当直表ができてしまいました．今回はたくさんの #がありますが，解説してもらってもよいですか？

もちろん！ #は見てわかるとおり，条件を書いているんだ．ChatGPT がまだ世界に公開された頃は，条件を多くつけるとしっかり守ってくれないことがよくあった．でも，最近は条件が多くても，実行してくれることが多い

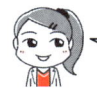 条件づけできるのはありがたいです！

画像生成系 AI だと，条件が多いとうまくいかないことがあるんだけど，文章の生成 AI はそのあたりしっかりしてると思う．それにしても，アイさんの医局はいろいろとありますね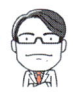

先生，うちの医局員の事情はあんまり見ないでおいてくれませんか？　10年目の中島はクズなんです！

あー（察し）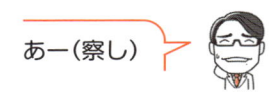

 ❗ ここがポイント

エクセルファイルなどで一覧をまとめておけば，当直表は簡単に作成が可能．条件をつけて，理想の当直表を作ろう．

😊 おーつか先生のプロンプト

アップロードしたファイルから，4月分の当直表を作成してください．ただし，以下の条件に従ってください．

平日と休日のバランスを考慮してシフトを割り当てる．
週末は，非専門医が続けて担当しないようにする．
平日は週に2回以上の当直が当たらないようにする．
平日に当直がない医師がなるべく週末に当直をするように割り当てる．
経験年数が5年未満の医師が当直をする場合，専門医のバックアップをつける．
備考欄の個人の事情を考慮する．

画像で読み取った表を
エクセルで作り直す

アイさん，おはようございます．朝からパソコンを開いてお仕事ですか．偉い！

おーつか先生，おはようございます．全然偉くないんです．教授から無茶振りされた依頼原稿に，ネットから拾ってきた表をペタっと貼り付けたら怒られました

そりゃそうです．そのまま表を使う場合には，作成者の許諾が必要なんだから

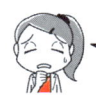はい．ちゃんと自分で作り直して，引用元と改変したことを明記しなさいと言われました．それでいま慌てて作り直してるところなんですが，これがまた時間がかかって

それこそ，ChatGPT に作り直してもらったらいいんじゃない？

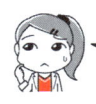え？　こんなこと ChatGPT にできますか？

お任せあれ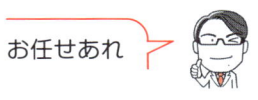

アップロードした画像（アトピー性皮膚炎診療ガイドライン）の表を読み取り，エクセルファイルに書き出してください．

ストロンゲスト（I群）
0.05% クロベタゾールプロピオン酸エステル（デルモベート®）
0.05% ジフロラゾン酢酸エステル（ダイアコート®）
ベリーストロング（II群）
0.1% モメタゾンフランカルボン酸エステル（フルメタ®）
0.05% ベタメタゾン酪酸エステルプロピオン酸エステル（アンテベート®）
0.05% フルオシノニド（トプシム®）
0.064% ベタメタゾンジプロピオン酸エステル（リンデロンDP®）
0.05% ジフルプレドナート（マイザー®）
0.1% アムシノニド（ビスダーム®）
0.1% ジフルコルトロン吉草酸エステル（テクスメテン®，ネリゾナ®）
0.1% 酪酸プロピオン酸ヒドロコルチゾン（パンデル®）
ストロング（III群）
0.3% デプロドンプロピオン酸エステル（エクラー®）
0.1% デキサメタゾンプロピオン酸エステル（メサデルム®）
0.12% デキサメタゾン吉草酸エステル（ボアラ®，ザルックス®）
0.12% ベタメタゾン吉草酸エステル（ベトネベート®，リンデロンV®）
0.025% フルオシノロンアセトニド（フルコート®）
ミディアム（IV群）
0.3% プレドニゾロン吉草酸エステル酢酸エステル（リドメックス®）
0.1% トリアムシノロンアセトニド（レダコート®）
0.1% アルクロメタゾンプロピオン酸エステル（アルメタ®）
0.05% クロベタゾン酪酸エステル（キンダベート®）
0.1% ヒドロコルチゾン酪酸エステル（ロコイド®）
0.1% デキサメタゾン（グリメサゾン®，オイラゾン®）
ウィーク（V群）
0.5% プレドニゾロン（プレドニゾロン®）

ChatGPT

テキストを抽出し，Excelファイルに変換しました．以下のリンクからファイルをダウンロードできます：

Excelファイルをダウンロード

	A	B	C	D
1	Category	Concentration	Substance	Brand
2	ストロングスト（I群）	0.05	クロベタゾールプロピオン酸エステル	デルモベート®
3	ストロングスト（I群）	0.05	ジフロラゾン酢酸エステル	ダイアコート®
4	ベリーストロング（II群）	0.1%	モメタゾンフランカルボン酸エステル	フルメタ®
5	ベリーストロング（II群）	0.1%	ベタメタゾン酪酸エステルプロピオン酸エステル	アンテベート®
6	ベリーストロング（II群）	0.05	フルオシノニド	トプシム®
7	ベリーストロング（II群）	0.064%	ベタメタゾンプロピオン酸エステル	リンデロンDP®
8	ベリーストロング（II群）	0.05	ジフルプレドナート	マイザー®
9	ベリーストロング（II群）	0.1%	アムシノニド	ビスダーム®
10	ベリーストロング（II群）	0.1%	ジフルコルトロン吉草酸エステル	テクスメテン®，ネリゾナ®
11	ベリーストロング（II群）	0.3%	酪酸プロピオン酸ヒドロコルチゾン	パンデル®
12	ストロング（III群）	0.3%	デプロドンプロピオン酸エステル	エクラー®
13	ストロング（III群）	0.1%	デキサメタゾンプロピオン酸エステル	メサデルム®
14	ストロング（III群）	0.12%	デキサメタゾン吉草酸エステル	ボアラ®，ザルックス®
15	ストロング（III群）	0.12%	ベタメタゾン吉草酸エステル	ベトネベート®，リンデロンV®
16	ストロング（III群）	0.025%	フルオシノロンアセトニド	フルコート®
17	ミディアム（IV群）	0.3%	プレドニゾロン吉草酸エステル酢酸エステル	リドメックス®
18	ミディアム（IV群）	0.1%	トリアムシノロンアセトニド	レダコート®
19	ミディアム（IV群）	0.1%	アルクロメタゾンプロピオン酸エステル	アルメタ®
20	ミディアム（IV群）	0.05	クロベタゾン酪酸エステル	キンダベート®
21	ミディアム（IV群）	0.1%	ヒドロコルチゾン酪酸エステル	ロコイド®
22	ミディアム（IV群）	0.1%	デキサメタゾン	グリメサゾン®，オイラゾン®
23	ウィーク（V群）	0.5%	プレドニゾロン	プレドニゾロン®

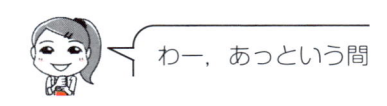 わー，あっという間

そうでしょう．ChatGPT は OCR（Optical Character Reader）機能，つまり画像から文字を読み取る機能がかなり進化しているんだ．なので，jpg ファイルに保存されている表なんかを読み取り，エクセルファイルで出力してくれる

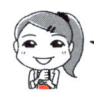 これまで手打ちで表を作り直していたんで助かります

他にも画像で保存された折れ線グラフや棒グラフを読み取り出力することだってできますよ

> **プロンプト**
> アップロードした画像の表を読み取り，エクセルファイルに書き出してください．また，抜き出したデータから再びグラフを作成し，パワーポイントで出力してください．

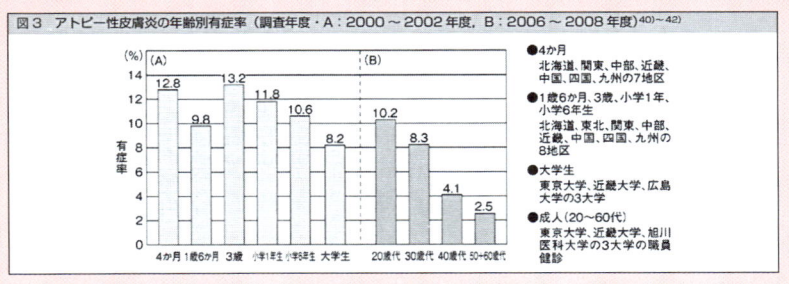

図3　アトピー性皮膚炎の年齢別有症率（調査年度・A：2000～2002年度，B：2006～2008年度）[40]～[42]

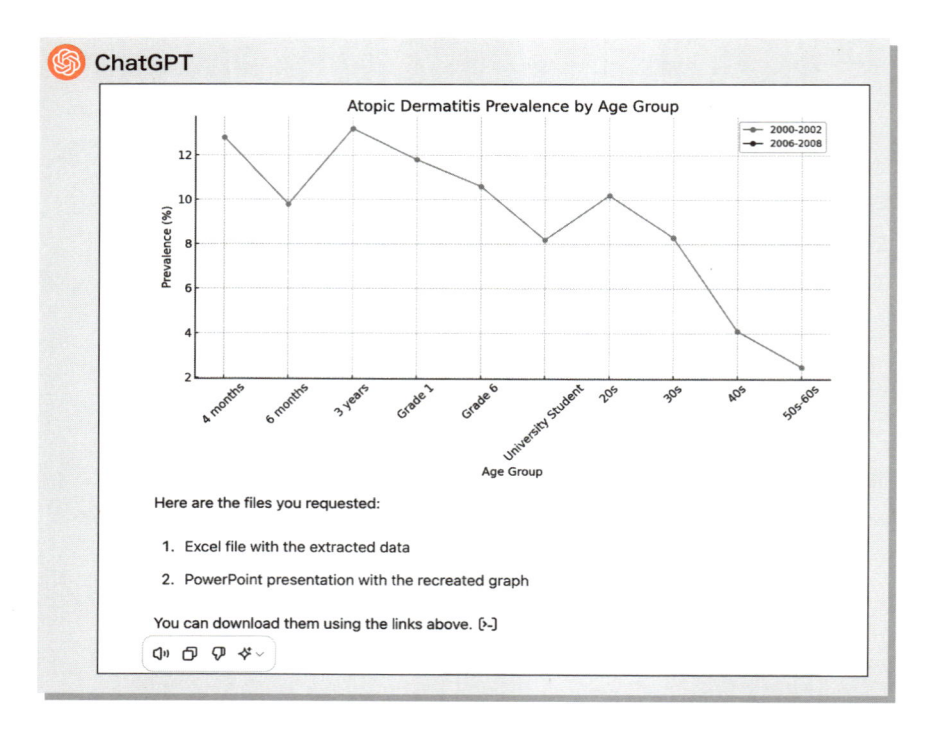

こうやって画像の表を読み取りエクセルファイルにまとめることも，グラフを作り直すこともできちゃう

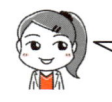

グラフの修正も ChatGPT でできるって，前におーつか先生から教わりました

そうでしたね．これまで画像ファイルから文字やグラフを自力で作り直していた人は，いますぐ ChatGPT に乗り換えたほうがよいと思う

おーつか先生のプロンプト1

アップロードした画像の表を読み取り，エクセルファイルに書き出してください．

おーつか先生のプロンプト2

アップロードした画像の表を読み取り，エクセルファイルに書き出してください．また，抜き出したデータから再びグラフを作成し，パワーポイントで出力してください．

抄読会の準備をする（論文を短時間で読み，必要な箇所を精読する）

今日は ChatGPT を使った効率的な論文の読みかたを教えます

 ありがとうございます！

アイさんは，論文はどうやって読んでいますか？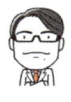

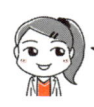 私は前回のワークショップでお一つか先生から教わった DeepL で翻訳して論文を読むことが増えました．意味がわからない部分は原文に戻る感じですかね

では，今日はもっと効率よく論文を読んで抄読会の準備をするプロンプトを紹介しましょう

 プロンプト
あなたは日本トップクラスのサイエンスコミュニケーターです．アップロードした文献に関して，以下の条件を守り解説してください．

\# 文献の概要をわかりやすく 500 字以内で解説してください．
\# 文献に記載されているすべての Figure と Table に関して，step by step で 200 字程度で解説してください．
\# 専門用語を使う場合は，わかりやすい言葉で説明を加えてください．
\# アップロードした文献について，以下の 8 項目について 200 字程度で評価してください．ただし，問題点も必ず指摘してください．

1. 研究デザイン
2. サンプルサイズと選択基準
3. 方法論の適切性
4. 統計分析の妥当性
5. 結果の信頼性と再現性
6. 結論の妥当性
7. 新規性
8. 臨床的意義

\# 作成した文章とアップロードした文献の内容に齟齬がないか，最後に確認してください．

たとえば，ぼくの論文（PMID：38590314）でやってみると以下のような答えが返ってくる

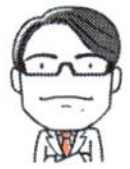

 ChatGPT
文献の概要
本レビューは，アトピー性皮膚炎（AD）の病因におけるサイトカインの役割を，人間とマウスモデルの両方から洞察を得て解説しています．AD は，免疫応答の異常，バリア機能の低下，掻痒感の 3 つの主要な要因によって引き起こされます．AD の病変部では，Th2 細胞や ILC2，好塩基球などの免疫細胞が IL-4，IL-5，IL-13，IL-31 などの Th2 サイトカインを産生し，これが炎症を増強します．慢性期には，Th2 細胞に加え，Th22 や Th17 細胞も増加し，フィラグリンの発現を抑制し，さらにバリア機能を低下させます．臨床試験では，IL-4 と IL-13 を標的とするデュピルマブが中等度から重度の AD 治療に効果的であることが示され，IL-31RA を標的とするネモリズマブは AD 患者の掻痒感を軽減する効果を示しました．一方，マウスモデルで有望とされた IL-33 や TSLP を標的とする治療法は，臨床試験で十分な効果が確認されていません．本レビューは，AD の病因におけるサイトカインの異なる役割を人間とマウスモデルで対比し，より深い理解を促進することを目的としています．

Figure と Table の解説
Figure 1
内容：この図は，AD の病因と治療標的を人間とマウスモデルの視点から示しています．初期段階では，バリア機能の低下がアレルゲンの侵入を促し，ケラチノサイトが TSLP，IL-25，IL-33 などのサイトカインを産生．これが Th2 細胞と ILC2 を活性化し，Th2 サイトカインの産生を引き起こします．慢性期では，Th2 細胞，Th22 細胞，Th17 細胞が増加し，フィラグリンの発現を抑制し，バリア機能をさらに低下させます．

説明：初期のバリア機能低下から慢性期の炎症拡大まで，AD の進行をステップバイステップで説明しています．サイトカインの産生とその影響を明確に示しています．

Table 1
内容：この表は，AD 治療に関する臨床試験とその結果を示しています．各試験で標的とするサイトカイン，使用した薬剤，患者数，エンドポイント，介入群，結果，試験 ID，開発状況が詳述されています．

説明：各試験の具体的な詳細を提供し，どのサイトカインが治療の標的となりうるか，またその効果がどの程度であるかを理解するのに役立ちます．

8 項目の評価まで入れると長くなるので，ここまでの記載にしておくけど，ChatGPT が論文をかなり読み込んでくれているのがわかりますね

はい．私は抄読会の際に，図を解説するのがとても苦労するので ChatGPT が噛み砕いて説明してくれたら助かります．でも先生，発表後の質疑応答に関してはどうしたらよいですか？

それも ChatGPT に任せたらいいよ．スレッドをそのままに以下のプロンプトを入力してみて

 プロンプト
あなたは世界でトップクラスの研究者であり教育者です．アップロードした文献を大学院生が解説してきました．論文に関して想定される質問 10 個とその模範解答を示してください．

回答はスペースの都合で省略

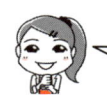

わぁ，すごい．これを読むだけで私の勉強になります

厳しい質問に対して準備するのであれば，以下のプロンプトに変えたらいい

 プロンプト

あなたは世界でトップクラスの研究者です．データや解釈に関してアカデミックに厳しく，いつも批判的に精読しています．アップロードした文献を大学院生が解説してきました．論文に関して想定される質問 10 個とその模範解答を示してください．

回答はスペースの都合で省略

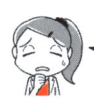 想定質問が一気に難しくなりました

質問数を増やしてみたり，もっと難しい想定質問をだしてもらったり，こうやって ChatGPT を使って理解を深めていくと効率的に学習できるよ

 ここがポイント

論文からのインプットは ChatGPT を使うことで効率的に行える．

 おーつか先生のプロンプト 1

あなたは日本トップクラスのサイエンスコミュニケーターです．アップロードした文献に関して，以下の条件を守り解説してください．

文献の概要をわかりやすく 500 字以内で解説してください．
文献に記載されているすべての Figure と Table に関して，step by step で 200 字程度で解説してください．
専門用語を使う場合は，わかりやすい言葉で説明を加えてください．
アップロードした文献について，以下の 8 項目について 200 字程度で評

価してください．ただし，問題点も必ず指摘してください．
1. 研究デザイン
2. サンプルサイズと選択基準
3. 方法論の適切性
4. 統計分析の妥当性
5. 結果の信頼性と再現性
6. 結論の妥当性
7. 新規性
8. 臨床的意義
作成した文章とアップロードした文献の内容に齟齬がないか，最後に確認
してください．

 おーつか先生のプロンプト2

あなたは世界でトップクラスの研究者であり教育者です．アップロードした
文献を大学院生が解説してきました．論文に関して想定される質問10個と
その模範解答を示してください．

 おーつか先生のプロンプト3

あなたは世界でトップクラスの研究者です．データや解釈に関してアカデ
ミックに厳しく，いつも批判的に精読しています．アップロードした文献を
大学院生が解説してきました．論文に関して想定される質問10個とその模
範解答を示してください．

鑑別診断と次に行うべき検査を挙げてもらう

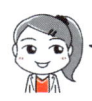 おーつか先生，こんなに生成 AI が進化してるのなら，病気の診断まで全部できませんか？

ぼくもそう思って，何度かトライしてみた

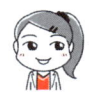 え，そうなんですね．どうでしたか？

皮膚科の疾患に関していうと，どうしても臨床写真が必要となる．ただ，患者さんの写真を使用するのは個人情報の問題が残るため難しい

 そうですね．患者さんの写真をそのままアップロードするのは，私でもためらいます

そうなると，皮疹を記載して文章であげればいいわけだが…

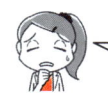 皮膚疾患の記載ってとても難しいです

うん，皮疹を記載するにはトレーニングが必要となる．そこで，どうすれば生成 AI にうまく情報を伝えられるか考えてみた

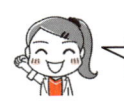
それをぜひ教えてください！

 プロンプト
あなたは優秀な皮膚科専門医です．

最終目標は，私があなたに提供した問診内容から，あなたが私に鑑別診断を提示することです．

そのためにまず，必要な問診項目を作成してください．ただし，私からあなたに個人情報を提供することはできません．

次に，あなたが作成した問診項目を用いて，仮想実験を行ってください．その際，診断の正答率が 80％を超えるまで，問診項目をブラッシュアップしてください．

最後に，完成した問診項目を教えてください．ただし，問診項目はできる限り選択肢として提示し，医学的知識が乏しい人でも選択肢を選べるように補足の説明を記載してください．

ちょっと長いけど，このプロンプトを使って ChatGPT に仮想実験を繰り返してもらって問診項目をブラッシュアップしていくんだ

なるほど

ChatGPT の回答を見て，こちらから情報を補足してあげることも重要だよ．すべてを ChatGPT に丸投げしたらダメということは，前回のワークショップで説明したよね．ChatGPT と共同作業をしていくつもりで進めてほしい．たとえば，皮疹の種類に関しては ChatGPT が提示したものでは不十分だったので，こちらで追加した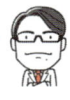

 プロンプト
問診項目の皮疹の種類に関して，以下の項目を追加してブラッシュアップしてください．

```
###
紅斑, 丘疹, 結節, 腫瘤, 膨疹, 膿疱, 水疱, 紫斑, びらん, 潰瘍, 鱗屑, 痂皮,
色素斑, 色素の変化, 脱毛
```

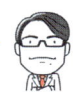

こうやって，問診項目をブラッシュしていった最終形が，次頁にある「おーつか先生のプロンプト」の問診票となる．この問診票をもとにChatGPTに診断してもらう

なんだか独特の問診票ができあがりましたね

ChatGPTが診断しやすいように作成した問診票だからね

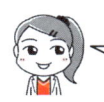

AIを使うための問診票というのが新時代的です．ちなみにこの問診票はおーつか先生も使っているんですか？

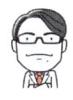

うん，学生実習や皮膚科一年目の予診で使っているよ．この項目に沿って診察をしてもらい，データをもとにChatGPTに診断してもらうと正答率はだいたい80%くらいになる

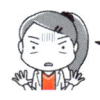

えー！　そんなに！！

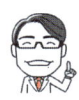

2024年7月現在の正答率はこれくらいだから，これから新しい生成AIが出現すればもっと正確になる可能性が高い

> **!　ここがポイント**
>
> ChatGPTと共同作業で問診表を作成してみよう．最終的にはChatGPTが診断しやすいような問診項目になる．

あなたは日本トップクラスの皮膚科医です．以下の内容から鑑別診断を5つあげてください．

また，診断に必要な検査を具体的に（血液検査の場合は，項目を含める）あげてください．

最後に，最も確率の高い診断をあげ，治療法を教えてください．

\###

患者情報

1. 年齢：　　歳
2. 性別：男性，女性

主訴と症状

3. 主訴：
4. 皮疹の部位：頭部，顔面，頸部，胸部，腹部，背部，上肢，手掌，下肢，足底，陰部など
5. 発症日：20　　年　　月　　日
6. 症状の経過：
    -- 急性（数日以内に急速に悪化）
    -- 亜急性（数週間かけてゆっくり悪化）
    -- 慢性（数か月以上続く症状）
    -- 再発性（一旦治まったが再び出現）
7. そう痒：あり，なし
8. 疼痛：あり，なし
9. 全身症状：
    -- 発熱：あり（最高体温：　　℃），なし
    -- 倦怠感：あり，なし
    -- 関節痛：あり（部位：　　　），なし
    -- 筋肉痛：あり（部位：　　　），なし
    -- リンパ節腫脹：あり（部位：　　　），なし
    -- その他：あり（詳細：），なし

既往歴と環境因子

10. 既往歴：アトピー性皮膚炎，乾癬，悪性腫瘍，糖尿病，その他（疾患名：　　　　　），なし

11. 内服薬 {内服開始日と終了日（または継続中）} ：

皮疹の特徴

12. 皮疹の種類：
    -- 紅斑（こうはん）：発赤
    -- 丘疹（きゅうしん）：小さな盛り上がり（直径 5 mm 以下）
    -- 結節（けっせつ）：大きな盛り上がり（直径 5 mm 以上）
    -- 腫瘤（しゅりゅう）：さらに大きな盛り上がり（直径 20 mm 以上）
    -- 膨疹（ぼうしん）：一過性の盛り上がり，24 時間以内に個疹は消失（内部に液体を含まない）
    -- 膿疱（のうほう）：膿を持った盛り上がり
    -- 水疱（すいほう）：水を持った盛り上がり
    -- 紫斑（しはん）：皮膚の紫色の斑点や斑状の変化（点状出血や内出血）
    -- びらん：浅いただれ（表皮の欠損）
    -- 潰瘍（かいよう）：深いただれ（真皮以下の欠損）
    -- 鱗屑（りんせつ）：フケのようなもの（角層の剥がれ落ちたもの）
    -- 痂皮（かひ）：かさぶた（滲出液や膿などが固まったもの）
    -- 色素斑（しきそはん）：色素の変化（色素沈着や脱色素）
    -- 脱毛（だつもう）：毛髪の喪失

13. 皮疹の色：赤，ピンク，茶色，黒，青白，肌色など

14. 皮疹の形：円形，線状，不整形，地図状，網目状など

15. 皮疹の分布：左右対称，片側のみ，全身，特定の部位（関節，顔，手足など）

16. 皮疹の数：単発，多発，全身に広がる

17. 皮疹の大きさ：直径　　　mm，　　　cm 大など

18. 皮疹の拡大速度：数時間以内，数日以内，1 週間以内，数週間以上，拡大なし

19. 爪の変化：くぼみ，変色，変形など

20. 粘膜の変化：口の中，目，性器など

国際学会に向けて
英会話の練習をする

 せんせー，かなり憂鬱な予定が入ってしまいました

どうしました？

 大学院の研究を国際学会に応募したところ，口頭発表で選ばれてしまったんです

それはすごいじゃないですか！　おめでとうございます！

 とても光栄なことなんですけれども，わたし英語がすっごく苦手なんです．ポケトークを学会場に持っていってもいいですかね

国際学会のプレゼンテーションでポケトークを使ってる人はまだ見たことないですね（笑）

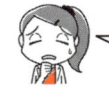 ほんと，憂鬱…

近い将来，ChatGPT が同時通訳をしてくれると思うけれども，いまは諦めて英会話を頑張ろう

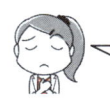
英会話教室に通う時間もお金もないんです

それに関しては，ChatGPT に頼めばいいよ

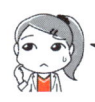
英会話のレッスンを？

そのとおり！

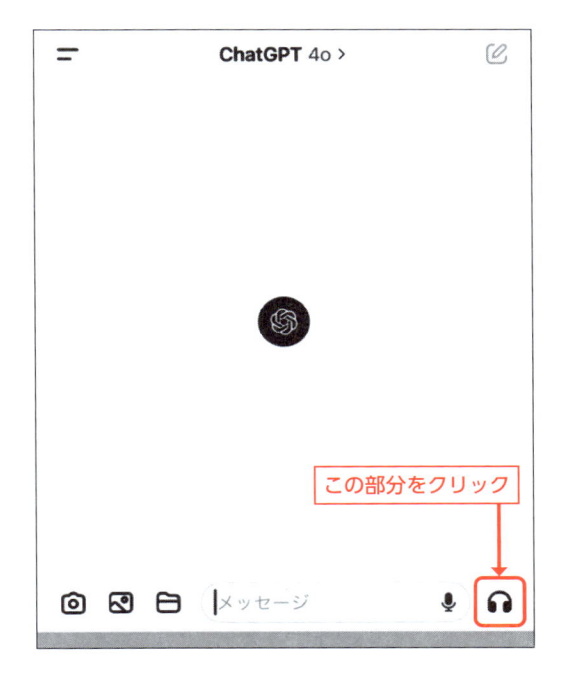

ChatGPT のアプリを携帯にダウンロードして，矢印の部分をクリックしてみよう．これで ChatGPT と会話できるようになる

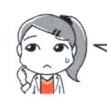
え？　ChatGPT と会話できるんですか？

そうだよ．実際にやってみてほしいんだけど，自然な会話が可能なんだ

 うわっ，ほんとだ．英語なまりの日本語で返事してくれる

この会話機能を使って英会話の練習相手になってもらったらいい

 プロンプト（音声機能を使い，声に出して読み上げる）
あなたは優秀な英会話教師です．これから私は国際学会で発表する際の質疑応答に関する英会話の練習をしたいです．練習の相手になってください

 こんなことまでできるんですか！

プロンプトを変えたら，もっと実践的な英会話トレーニングができるよ

 プロンプト（音声機能を使い，声に出して読み上げる）
あなたは世界トップクラスの科学者です．これから私が発表する内容に関して，英語で質問してください．私の発表内容は以下，○○です．

この方法ならお金もかからないし，時間も好きなタイミングで英会話の練習をすることができる．ただ，続けられるかどうかは本人のやる気次第だけどね

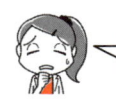 先生，厳しい…

おーつか先生のプロンプト1

プロンプト（音声機能を使い，声に出して読み上げる）
あなたは優秀な英会話教師です．これから私は国際学会で発表する際の質疑
応答に関する英会話の練習をしたいです．練習の相手になってください．

 おーつか先生のプロンプト2

プロンプト（音声機能を使い，声に出して読み上げる）
あなたは世界トップクラスの科学者です．これから私が発表する内容に関し
て，英語で質問してください．私の発表内容は以下，〇〇です．

臨床や研究に役立つ GPTs を使い倒す

アイさんは GPT builder（GPTs）を使ってる？

おーつか先生に前回教えてもらった Consensus と SciSpace は使っています

それだけではもったいない．今日は便利な GPTs についていくつか紹介しよう

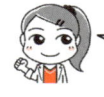

はい！　よろしくお願いします！

まずは Paper Interpreter．これは論文を解説してくれる GPTs．PDF をアップロードするだけで内容をすらすらと説明してくれる

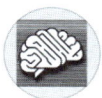

Paper Interpreter (Japanese)

DAICHI KONNO が作成 🌐

論文のPDFをアップロードするかURLを入力すると、内容を日本語で分かりやすく説明します。This is the Japanese version of Paper Interpreter. The international version is available at https://chat.openai.com/g/g-R9Dry2N5h-paper-interpreter

★ **4.3**
評価 (1K+)

#16
Research & Analysis (グローバル) 内

100K+
会話

会話の開始者

👆PDFをアップロードするか論文
URLを入力してください👆

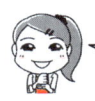
すごい．わかりやすく解説してくれました

Figure について詳しく知りたいときは，figure 1 について解説してとプロンプトを書けばいいよ

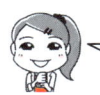
なるほど．これは助かりますね！

次のオススメは，英文添削 GPT
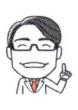

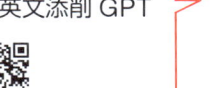

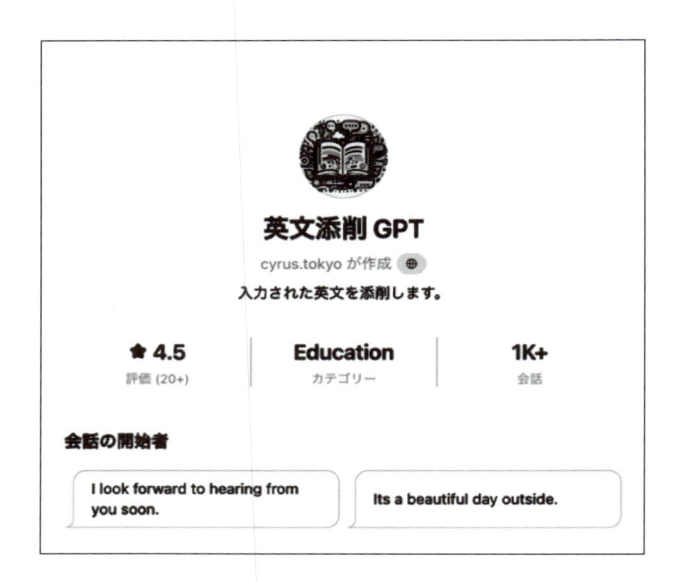

これは国際学会での発表を控えているアイさんにはぴったりの
GPTs だと思う．やりとりするだけで英語の勉強になる

 ちょっと試してみてよいですか？ では，来年の6月に札幌で会
えるのを楽しみにしてます，と

I'm looking forward to seeing you next June at Sapporo.

入力文：I'm looking forward to seeing you next June at Sapporo.

添削文：I'm looking forward to seeing you next June in Sapporo.

説明：
"at" は特定の場所を指すときに使いますが，都市や国の場合は "in" を使います．ここで
は札幌という都市について話しているので "in Sapporo" が適切です．

文体の変換：
• **カジュアル**：Can't wait to see you in Sapporo next June !
• **セミフォーマル**：I am eagerly anticipating seeing you in Sapporo next June.
• **フォーマル**：I look forward to meeting you in Sapporo next June.

あー，前置詞間違えた．しかも，言い換え表現が出てくるんだ．勉強になります！

次は，講演やポスター，掲示物のイラストを作成したいときに便利な GPTs が image generator pro です

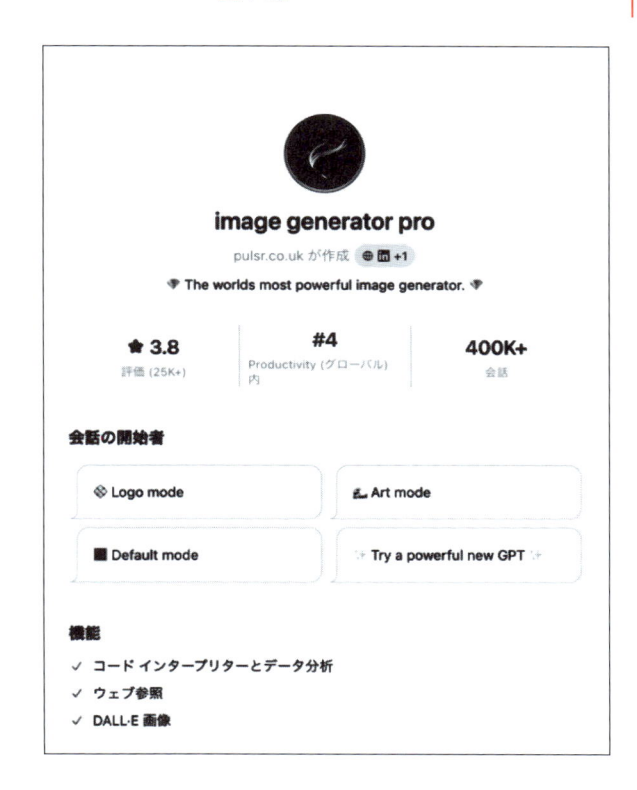

たとえば，患者さん向けの外用指導のポスターを作るときのイラストなんかはすぐに作れるよ

日本人の医師が患者に軟膏の外用指導しているイラストを作成して

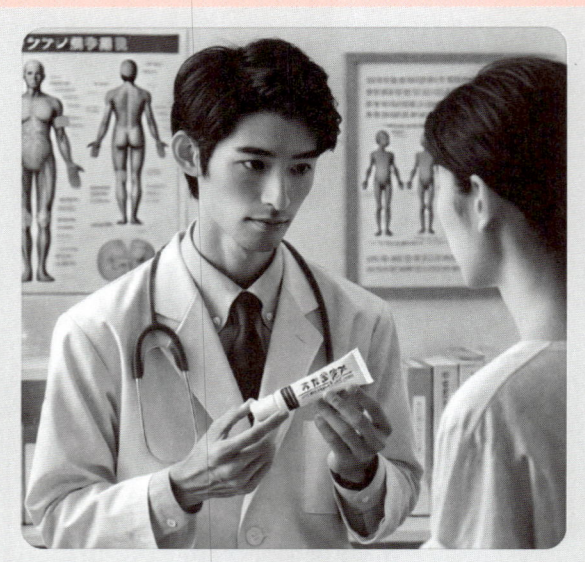

Here's the illustration of a Japanese doctor giving instructions to a patient on how to apply ointment.

次もイラストやデザインに役立つ GPTs．Canva は SNS にアップロードするイラストなんかもデザインしてくれるから便利

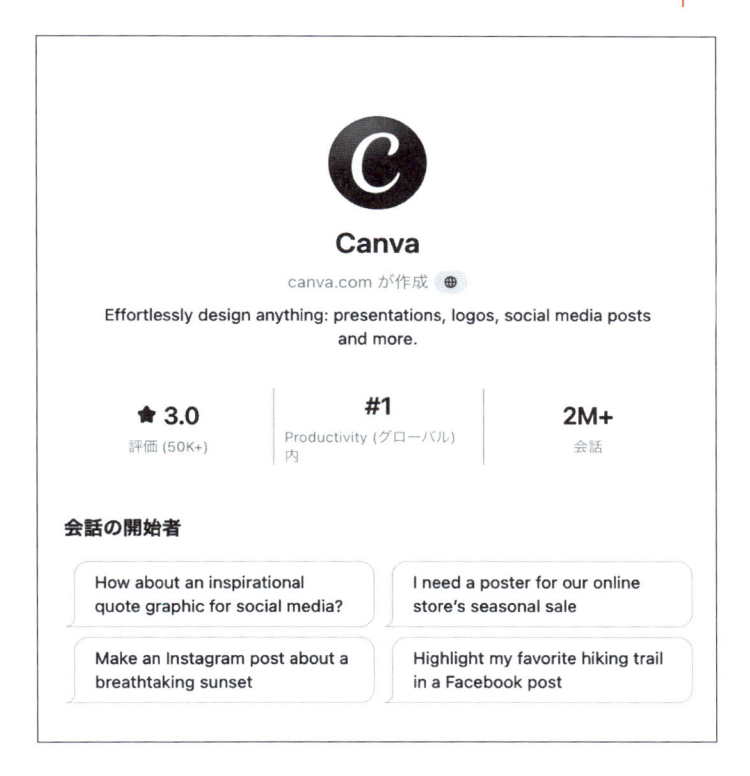

さらに，GPTs を使えばショートビデオだって作れるし

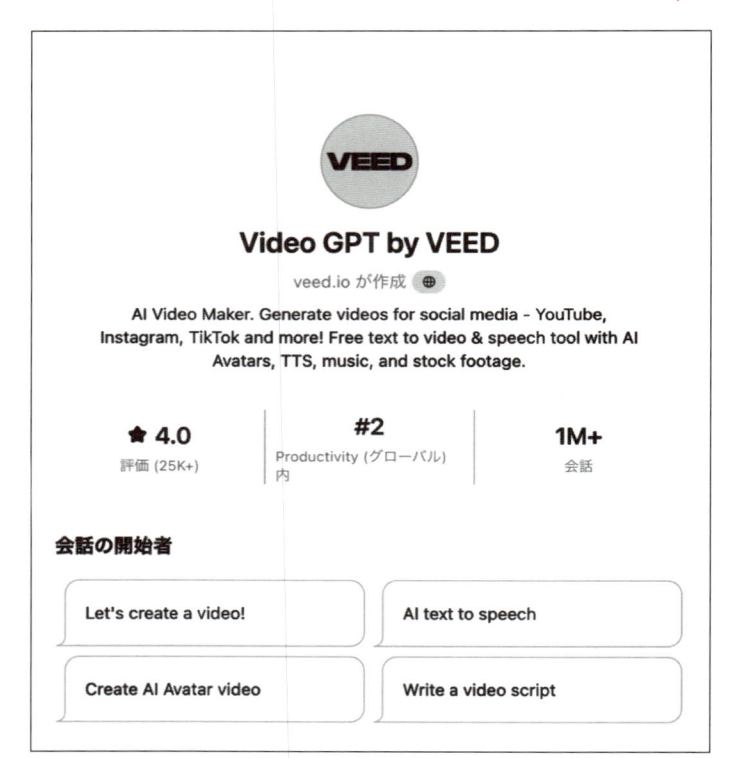

エッセイやコラムも自分の代わりに書いてくれる

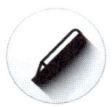

Write For Me Pro

PI DINGHAI が作成 人

Write tailored, engaging content with a focus on quality, relevance and precise word count.

★ 4.3	Writing	25K+
評価 (600+)	カテゴリー	会話

会話の開始者

Can you create a blog post about the future of AI?	I need an article on healthy eating, about 1500 words.
Could you write a social media post for our new product?	How would you outline a report on climate change?

機能

✓ ウェブ参照
✓ DALL·E 画像

それから…

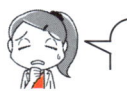

先生，もうお腹いっぱいです(笑)

最後にひとつだけ. YouTube の要約ができる GPTs

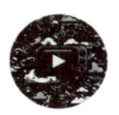

Free YouTube Summarizer

Natzir Turrado Ruiz が作成 ⋏

Extracts and summarizes YouTube video transcripts in any chosen language, removing language barriers. Converts the summaries into embeddable HTML articles for websites.

★ 3.9	#12	100K+
評価 (1K+)	Productivity (グローバル)内	会話

会話の開始者

Can you summarize this YouTube video?	I need a summary of this video in French.
How would you summarize this video's content?	Please convert this video summary into an article.

こんなふうにたくさんの GPTs があるのでぜひ試してほしい. ただ, むやみやたらに使ってみるのもよくない. GPTs にはちょっとした危険も隠れているんだ

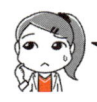 えっ, GPTs にリスクがあるんですか？

うん，残念ながら．悪意のある GPTs が作成され，ユーザーを攻撃する可能性がある

 そんな…どんな攻撃があるんですか？

主に 2 つある．1 つ目はファイルのアップロード機能を利用した攻撃．悪意のある GPTs が，有害なプログラムを含むファイルをダウンロードするよう誘導する可能性がある

 えー！　怖いですね．でも，便利そうな GPTs だったらダウンロードしちゃいそうです…

そうだね．たとえば，画像を生成してくれる GPTs などは，成果物をダウンロードするよう指示が出てくることが多い．その中身にウイルスが仕込まれてる可能性だってある

 なるほど…気をつけます．他の攻撃はなんですか？

2 つ目は外部通信を使った攻撃．GPTs の Actions 機能を悪用して，悪意のあるウェブサイトに誘導したり，入力内容を盗み見たりする可能性があるんだ

 ええっ！　じゃあ，メールの文章添削をお願いしたら，その内容が盗まれちゃうかもしれないってことですか？

そのとおり．ビジネスの個人名や機密情報が攻撃者のサーバーに送信されてしまう可能性がある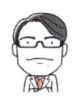

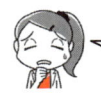 怖すぎます！ どうやって身を守ればいいんですか？

まず，信頼できない GPTs は利用しないこと．提供者をよく確認
してください．それから，評価がついていない海外の GPTs には
特に注意が必要だ

 はい，気をつけます．他に注意すべき点はありますか？

ダウンロードやインストールを求められた場合は URL を検証する
こと，不用意に API*許可を押さないこと，そして接続前に URL
を確認することも重要だね

> **ここがポイント**
>
> **便利な GPTs がたくさんある一方，悪意のある GPTs に注意が必要．**
> **評価のついていない海外の GPTs は使わないように．**

---

* API とは「Application Programming Interface（アプリケーション・プログラミング・インター
フェース）」の略で，ソフトウェアやアプリケーション間でデータや機能をやり取りするための仕
組みのこと．

症例報告作成支援の GPTs を作ってみよう

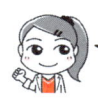

おーつか先生，おはようございます．今日は私から質問してもよいですか？

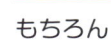 もちろん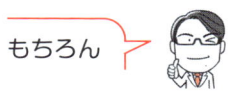

これまでいろんなプロンプトを教えてもらって，実際役に立っているんですけど，毎回同じ作業するのもウザくなってきて

わかります．あのときのプロンプトはどこだっけ？みたいなことがおきますね

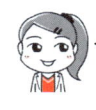

先生もそうでしたか！

繰り返し実行するプロンプトがあるなら，GPTs を自分で作成するのも一つの手だよ

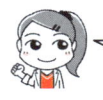

GPTs*を自分で作れるんですね！　ぜひ教えてください！

＊　GPTs を作成するには，ChatGPT Plus の契約が必要です．

では始めましょう．まず，ChatGPT の左側の❶"GPT を探す"から，画面右上の❷"＋作成する"ボタンをクリックしてみよう

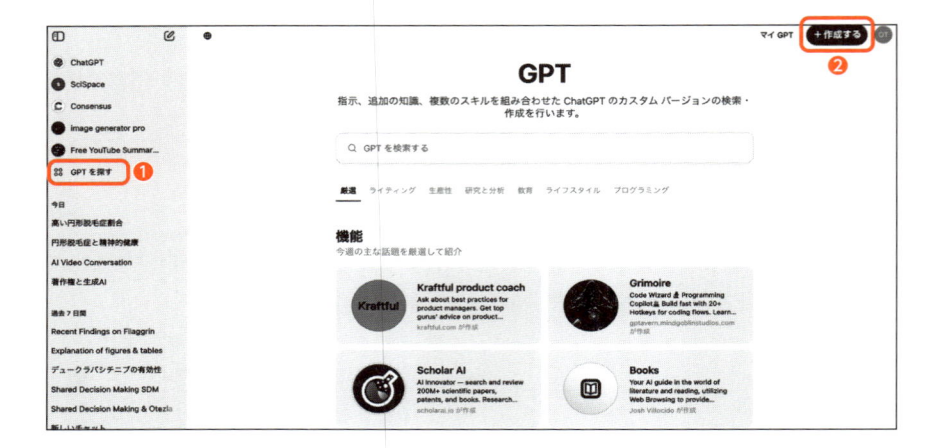

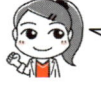
はい，新しい画面が開きました

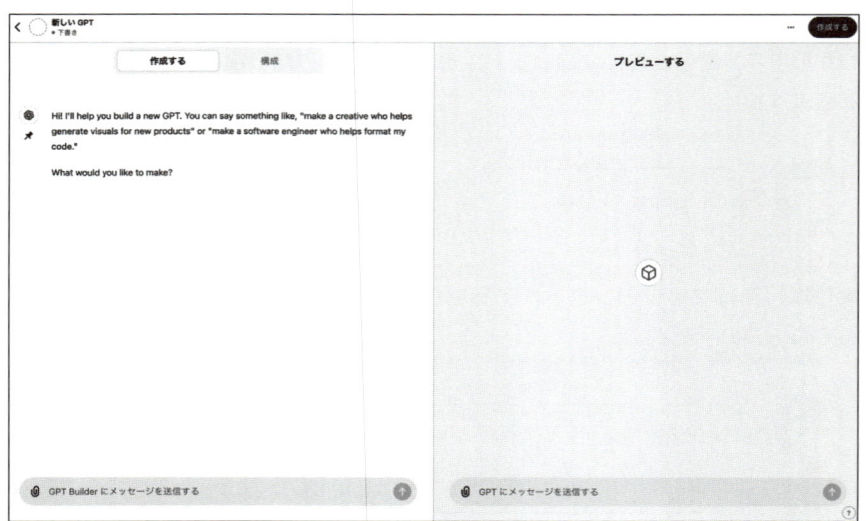

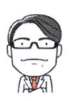

左側の作成するのほうに，たとえば，

『日本語で医学雑誌向けの症例報告を作成支援する GPT を作りたいです．以下のセクションについて，ユーザーを導くようにしてください．
- タイトル
- 要旨(アブストラクト)
- キーワード
- はじめに
  ・背景
  ・疾患や症状の概要
  ・報告の目的
- 症例
  ・患者情報(年齢，性別，主訴)
  ・現病歴
  ・既往歴
  ・家族歴
  ・生活歴
  ・身体所見
  ・検査所見
- 経過
  ・診断
  ・治療内容
  ・治療経過
- 考察
  ・文献レビュー
  ・本症例の特徴や重要性
  ・診断や治療に関する考察
- 結論
- 利益相反
- 謝辞(必要な場合)
- 文献
』

と入力してみて

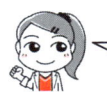

なるほど．入力しました！

次に，左側の設定パネルで GPT の名前を決めよう．『医学症例報告アシスタント』はどうでしょうか？

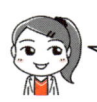いいですね．設定しました！　あれ？　英語になってる

心配いらないよ．「日本語で」とプロンプトを入力すれば日本語で続けてくれる

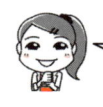ほんとうですね！

次は，プロフィール画像になるわけですが，これは自由にリクエストしたらいい．基本的に，ChatGPT からの質問に答える形で進めたらよいよ．どんどん進めよう

 ChatGPT

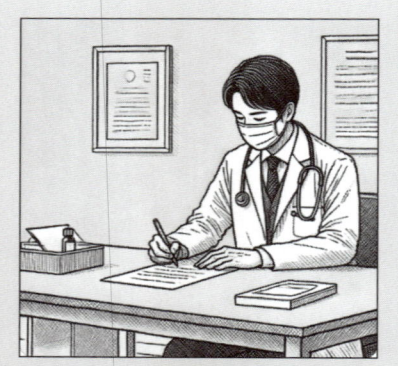

こちらが日本人の医者のプロフィール画像です．　これでよろしいでしょうか？

 プロンプト
OK

 ChatGPT
次に，具体的な質問やガイドラインを設定していきます．　特に強調したい点や避けたい点はありますか？

プロンプト

記載は日本語で，正確さは論文の内容と照らしわせ，正確に，アカデミック・ライティングで記載してください．

こんなふうに，質問された内容に答えていけばオリジナルのGPTs が作れる．ルーティーンの作業なんかは GPTs を作成しておいたほうが楽だね

ここがポイント

ChatGPT を利用するルーティーンの作業は，GPTs を作成しておくと便利．

医師必読！ プロンプト作成における 8 つのポイント

せんせー，ここまでいろいろと教えてもらってきたのですが，ChatGPT からの回答が安定しなくて困ってます．一発で答えが欲しいのに，あれこれ試す間に疲れちゃうんですよね

ぼくも ChatGPT を使いはじめた頃，思うような回答が返ってこなくて嫌になったことがあります

上手なプロンプトを書くコツはないですか？

そうですね．今日は欲しい回答を得るための 8 つのポイントを解説しましょう

1. 具体的に説明する
2. 特定のキャラクターを設定する
3. 条件 # をつくる
4. 実例を示す
5. 返答の長さを決める
6. 考える時間を確保する
7. タスクを細かく分ける
8. 念を押す

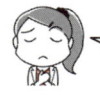
なんとなくわかるようなわからないような…おーつか先生，説明お願いします！

もちろん．まず，欲しい答えがなかなか得られない人の多くは，ゼロショットプロンプティングにしてる場合が多い

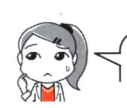

ゼロショットプロンプティング？

 プロンプト
ゼロショットプロンプティングについて中学生でもわかるように説明してください．

 ChatGPT
ゼロショットプロンプティングについて中学生にも分かるように説明しますね．

ゼロショットプロンプティングとは？
ゼロショットプロンプティング(Zero-shot Prompting)は，AI が何かを理解したり，質問に答えたりするときに，特別なトレーニングや例示を必要としない方法のことです．簡単に言うと，AI が「初めて見る問題」に対しても答えられるということです．

具体的な例
例えば，あなたが初めて見る数学の問題を解くとき，先生や教科書が特別なヒントをくれなくても解けるような感じです．

例１：新しい単語の意味
「サイエンスフィクションって何？」と AI に聞いたとします．AI がゼロショットプロンプティングを使えば，特別な訓練や過去の例なしで，「サイエンスフィクションは未来や宇宙を舞台にした物語のことです」と答えることができます．

例２：物語の続き
「昔々，あるところに…」といったお話の続きも，AI はその場で考えて作り出せます．前もってその話について学んでいなくても，適切な続きを作ることができます．

なぜゼロショットプロンプティングがすごいの？
ゼロショットプロンプティングがすごい理由は，AI が初めて見る問題や質問にも柔軟に対応できるからです．これは，人間が知らないことを推測して答えを出す力に似ています．

日常生活での応用
ゼロショットプロンプティングは，いろいろな場面で役立ちます．例えば，新しい料理のレシピを教えてもらったり，旅行先のおすすめスポットを教えてもらったりするときに役立ちます．

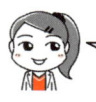 あー，わたしよくこれやります．Google で検索するみたいに，一言で ChatGPT に聞いちゃうんですよね

うん，もちろんそれで問題なければいいよ．ただ，仕事で使えるクオリティの答えが欲しい場合，ゼロショットプロンプティングだと不十分な場合が多い．精度を高めるために，数ショットプロンプティングを使いこなそう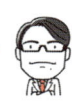

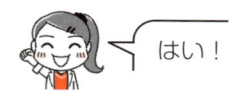 はい！

では，8 つのポイントに戻りましょう．1 つ目は『具体的に説明する』こと．曖昧な指示ではなく，明確で詳細な説明を心がけること．前回のシリーズでも説明したように，ChatGPT に「これやっといて」は精度が低い．ゼロショットだからね．具体的な指示を出すことが大事

 なるほど．"良い治療法を教えて" ではなく，"40 代男性の 2 型糖尿病患者に適した食事療法を教えて" というような感じですね

そのとおりです．2 つ目は『特定のキャラクターを設定する』こと

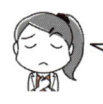 うーん．「ベテランの小児科医として回答してください」というような感じですか？

そうですね．ぼくは"世界トップクラスの皮膚科医"とか，"皮膚科専門医であり統計の専門家"みたいなキャラクター設定をすることが多いよ．"ベホマラーとイオナズンを無限に使える MP 多めの戦士"みたいな無茶な設定だって ChatGPT ならできる

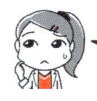

たとえがよくわかりません！

はい，ごめんなさい（笑）．気を取り直して，3つ目は『条件 # をつくる』こと．ぼくはよく # を文章の頭において，条件を箇条書きにしている．これが数ショットプロンプティングだね．こうすることで，こちらの指示が ChatGPT に間違わないように伝わる

条件 # はこれまでのプロンプトに出てきましたね！ もう一回見返して復習します！

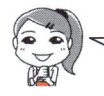

4つ目は『実例を示す』こと．たとえばお手本はこんな感じ，とプロンプトに記載することで，お手本を雛形にして ChatGPT が回答してくれる

お手本を覚えてもらったら，「はい」とだけ返事してもらうのも重要でしたね

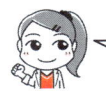

そうだね．一回目のワークショップの内容をちゃんと覚えていて素晴らしいです．5つ目は『返答の長さを決める』こと

"300 字以内で要約して"とか"5つのポイントでまとめて"というような指示ですね

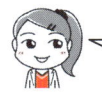

そう．でもこれに関しては，まだまだ ChatGPT は苦手だと思う．文字数に関しては，こちらの指示どおりできないことも多いから確認が必要ですね

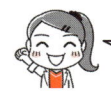 わかりました！

6 つ目は結構大事です．『考える時間を確保する』こと．複雑な質問の場合，じっくり考えるよう指示を出します

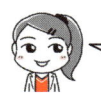 AI にも "考える時間" が必要なんですね．面白い

たとえば，条件に "# じっくり考えて回答すること" なんて加えてみるのもよい．"# 完成度が 95％以上になるまで繰り返し考えること" とかもありですね

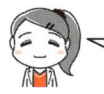 なるほど．メモメモ

7 つ目は『タスクを細かく分ける』こと．大きな課題を小さなステップに分割して指示を出すようにしてね

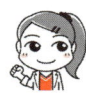 たとえば，論文作成を手伝ってもらうときは，"まず introduction のアウトラインを作成して"，"次に method の構成を…" というように段階的に進めるということですね

うん，理解が早い．一度にいろいろと ChatGPT に指示を出さないこと．人間だって一度に 5 つくらいお願いごとをしたらわからなくなるでしょ？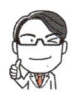

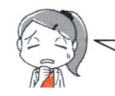 私は 3 つが限界です！　いえ，一回につき 1 つにしてほしいです！

最後に，『念を押す』こと．ケアレスミスや漏れがないように，最後に見直しをしてもらうんです

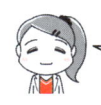 わー，人間みたい

"# 以上，すべての条件を満たしているか最後に入念に確認してください"というようなプロンプトを付け加えておくとよい．8 つのポイントを意識して，精度の高い回答を ChatGPT から引き出そう！

> **！ ここがポイント**
>
> プロンプトを書く際は，以下の 8 つを念頭に置くこと．
> 1. 具体的に説明する
> 2. 特定のキャラクターを設定する
> 3. 条件 # をつくる
> 4. 実例を示す
> 5. 返答の長さを決める
> 6. 考える時間を確保する
> 7. タスクを細かく分ける
> 8. 念を押す

> **おーつか先生のプロンプト**
>
> あなたは世界トップクラスの〇〇です．（具体的な指示を書く）ただし，以下の条件に従ってください．
>
> #（あなたが想定するアウトプットの条件を箇条書きで）
> # 完成度が 95％以上になるまで繰り返し考えること
> # 以上，すべての条件を満たしているか最後に入念に確認してください

学会発表で用いるイラストを作成する際の注意点

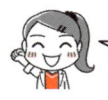 先生，見てください！　国際学会のスライドに載せるイラストをChatGPTに作ってもらったら，すごいのができました！

どれどれ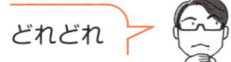

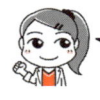 皮膚科医を主人公とした新しいアニメ映画のポスターを作成してもらったんです

あー（渋い顔）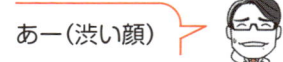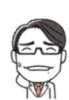

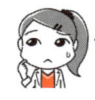 どうしたんですか？

これは著作権として完全にアウトです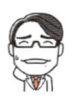

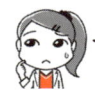 えー，そうなんですか．有名な漫画家さんが描いたようなイラストを作成してもらったのに

今回は，生成AIを活用した際の著作権について一緒に考えてみよう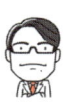

生成 AI を活用した際の著作権についてどう考えたらいいですか？

ChatGPT

生成 AI を活用した際の著作権については，以下のポイントを考慮する必要があります．

1. 著作権の帰属

著作権の発生：生成 AI によって作成されたコンテンツが，どの程度独創的であるかによって，著作権が発生するかどうかが決まります．ただし，多くの国では著作権が自然人にしか認められておらず，AI が直接著作権を持つことはありません．

著作権の帰属先：生成 AI を用いて作成されたコンテンツの著作権は，その AI を運用した人間（使用者）やその使用を指示した人（例えば企業）に帰属することが一般的です．

2. トレーニングデータの著作権

トレーニングデータの権利：生成 AI がトレーニングに使用したデータセットに他人の著作物が含まれている場合，その使用が適法であるかどうかに注意する必要があります．特に大規模なデータセットを用いる場合，その中に含まれる個々の著作物の権利関係を確認するのは困難です．

フェアユース：一部の国では，フェアユース（適正使用）の概念が存在し，研究や教育目的での使用が許される場合がありますが，商業利用の場合は特に注意が必要です．

3. 二次創作と生成コンテンツ

二次創作の問題：生成 AI が既存の作品をベースに新しいコンテンツを作成する場合，その新しいコンテンツが元の作品の二次創作とみなされる可能性があります．この場合，元の作品の著作権者の許諾が必要です．

変形・翻案の範囲：生成コンテンツが元の作品を大幅に変形・翻案しており，元の作品から独立した新しい作品とみなされる場合，そのコンテンツが新たな著作権の対象となる可能性があります．

4. 商業利用とライセンス

商業利用の規制：生成 AI を用いたコンテンツの商業利用に際しては，AI ツールの利用規約やライセンス契約を確認し，その範囲内で使用することが重要です．

ライセンス契約：一部の生成 AI ツールは商業利用を禁止している場合があり，また，商業利用には追加のライセンス料金が必要な場合もあります．

5. 法律の進展

法規制の変化：生成 AI に関連する著作権法や判例は，技術の進展に伴い変化しています．最新の法規制やガイドラインを常に確認することが重要です．

では，ポイントを整理して説明していこう

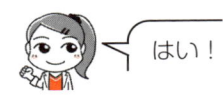 はい！

まず，AI が著作権を持つことはできない．つまり，このイラスト
の著作権は ChatGPT にあるとは言えないわけだ．著作権は
ChatGPT に指示を出した人や法人に帰属する

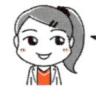 それはなんとなく感覚的にわかります

問題は次．既存の作品，つまりアイさんがやったように "〇〇（漫画
家さんの名前など）のような" というプロンプトは，元の作品の二次
創作に確実にあたる．素人のぼくが言い切っちゃったけど，これは
ほとんどの専門家が同じ意見のはず

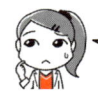 でも，微妙に違いますよ

アイさんが作成したイラストをみて，どう考えても有名アニメー
ションのパクリだろう，と思えてしまったからアウトです

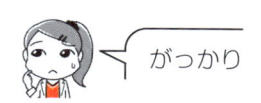 がっかり

イラストは特に注意してください

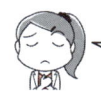 はい．では，先生，文章の場合はどうですか？

これも基本的な考えかたは同じで，有名作家○○のような文章を書いて，というプロンプトは著作権に触れる可能性がある

 たとえ文章をそのまま使っていなくてもですか？

このあたりの判断は難しいので，専門家に相談が必要になるね

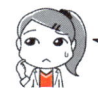 えー，じゃあ ChatGPT の回答が著作権に触れるかどう判断すればいいんでしょうか…

ひとつは AI チェッカーを使うことじゃないかな．ぼくが普段使っているのは，GPTZero というソフト．生成 AI が書いた文章をこれでチェックして，過去の成果物との重複を確認してるよ

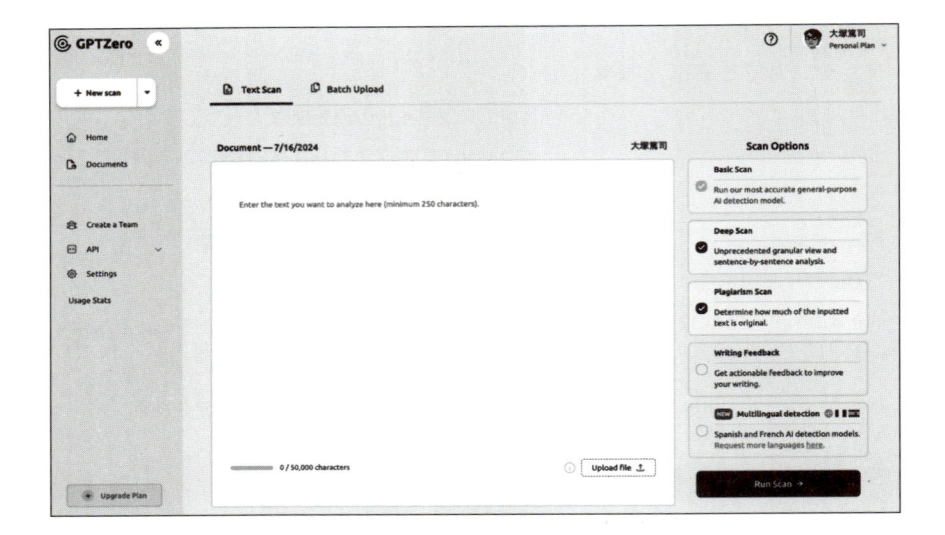

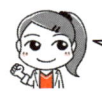
ありがとうございます．著作権に関しては十分に気をつけます！

ちなみに，Google で「filetype:pdf　生成 AI　著作権」と調べてみよう

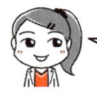
はい．ところで（filetype:pdf）ってなんですか？

これは Google の検索機能だよ．（filetype:pdf）と入力すると PDF ファイルだけを検索できる．参考までに便利な機能を以下にまとめておきます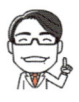

Google 検索の便利な機能

ファイルタイプを指定して検索	
filetype:pdf	PDF ファイルのみを検索
filetype:doc	Word 文書ファイルのみを検索
filetype:xls	Excel ファイルのみを検索
filetype:ppt	PowerPoint ファイルのみを検索
特定のサイト内を検索	
site:example.com 検索キーワード	example.com ドメイン内のページのみを検索
特定の期間に更新された情報を検索	
検索キーワード daterange:YYYY-MM-DD..YYYY-MM-DD	指定した期間に更新されたページを検索
特定の単語を含む/含まないページを検索	
"検索キーワード"	完全一致で検索
検索キーワード 1 + 検索キーワード 2	両方のキーワードを含むページを検索
検索キーワード 1 - 検索キーワード 2	検索キーワード 1 を含み，検索キーワード 2 を含まないページを検索

"検索キーワード" は Google Scholar で検索するときに便利だと思う．話が脱線してしまったので，著作権に戻ろう

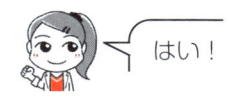
はい！

文化審議会著作権分科会法制度小委員会が令和 6 年に公表した「AI と著作権に関する考え方について」を参考にするのがいいと思う

この内容をもとに ChatGPT にまとめてもらおう

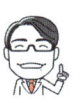

生成 AI が作成した絵や文章に関する著作権について解説してください.

ChatGPT

著作権に関する生成 AI の扱いについては, 以下のような考え方が整理されています.

1. 著作物の定義と適用範囲:

- 日本の著作権法では, 「思想または感情を創作的に表現したもの」を著作物とし, その範囲に限って保護が及びます. これには, 文学, 学術, 美術, 音楽などが含まれますが, 単なるアイデアやデータ自体は保護されません (94037901_01).

2. AI 生成物の著作物性:

- 生成 AI が作成した文章や絵が著作物と認められるかは, その「創作性」が問われます. 著作物として認められるには, 創作意図や創作的な寄与が存在する必要があります. つまり, 生成物が人間の関与を伴わない場合や, 単に学習データの切り貼りであれば, 著作物と認められる可能性は低いと考えられます (94037901_01).

3. 著作権侵害のリスク:

- 生成 AI を用いることで意図せず著作権を侵害するリスクが指摘されています. 例えば, AI が学習に使用したデータに著作権がある場合, そのデータを利用して生成されたコンテンツが元の著作物と類似している場合には, 著作権侵害と認定される可能性があります (94037901_01).

4. 法的責任と対応策:

- AI 開発者や AI サービス提供者は, 著作権侵害を防止するための技術的な措置を導入することが求められる場合があります. 例えば, 特定のアーティストの名前を含むプロンプトを拒否する技術や, 学習データセットから特定のデータを削除する仕組みなどがこれに該当します (94037901_01).

5. 法制度の今後の展開:

- 生成 AI に関する著作権の扱いは, 技術の進展や具体的な事例の蓄積によって今後も見直される可能性があります. 現行法で対応できない新たな問題が発生する場合には, 法律の改正やガイドラインの整備が進むことが予想されます (94037901_01).

これらの考え方は, 生成 AI が作成したコンテンツが著作物として保護されるかどうか, また, その利用に伴う法的リスクについての理解を深めるための基礎となります.

! ここがポイント

生成 AI を使用する際は著作権に注意すること．特に画像系や動画系の生成 AI は，気が付かないうちに著作権を侵害することもあるので慎重に扱うこと．

✖ やってはいけないプロンプト

有名イラストレーター〇〇が描いたような「病院の前に立つ医者」を描いて．

2 章

Gemini とは

Gemini を使って画像ファイルから文字を書き起こす

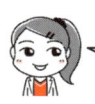 せんせー，これだけ ChatGPT でいろいろとできるのなら，もう他の生成 AI はいりませんよね？

うーん，それは生成 AI に仕事のクオリティをどこまで求めるかで変わると思いますよ．たとえば図表の読み込みの場合は ChatGPT だとまだ弱い

プロンプト
文字を正しく書き出してください．

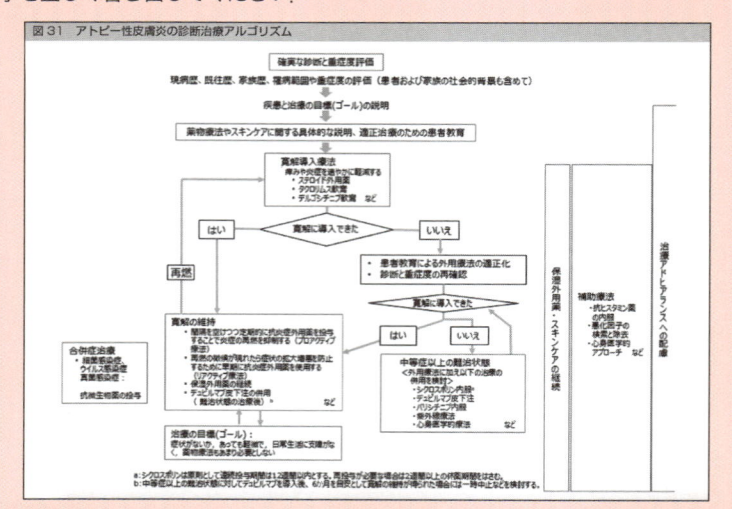

〔日本皮膚科学会，日本アレルギー学会，アトピー性皮膚炎診療ガイドライン作成委員会：アトピー性皮膚炎診療ガイドライン 2021．日皮会誌 131（13）：2691-2777，2021 より〕

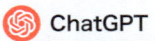 **ChatGPT**

図 31 アトピー性皮膚炎の診断治療アルゴリズム

確実な診断と重症度評価
現病歴，既往歴，家族歴，環境因や重症度の評価（患者および家族の社会的背景も含めて）
疾患と治療の目標（ゴール）の説明
薬物療法やスキンケアに関する具体的な説明，適正治療のための患者教育

→ 患者教育による外用療法の適正化

はい　　　　　　　　　　　　　　　　　　診断と重症度の再確認

寛解に導入できた　　　　　　　寛解に導入できた

再燃　　　　　　　　　　　　　　　はい　　　　　　　　　　　　いいえ

寛解の維持　　　　　　中等症以上の難治状態

– 局所療法を週2回定期的に休薬挿入用法を投与することで炎症の再燃を防御する（プロアクティブ療法）
– 寛解の状態が現れたために休薬の重要を防止するために局所ステロイド外用薬を使用する（リクアクティブ療法）
– スキンケアの徹底
– デヒドロアスパラギン酸の使用（難治状態の治療法）など

治療の目標（ゴール）：症状がほとんどない，あっても軽度で，日常生活に支障がなく，薬物療法を必要としない

補助療法
• 乾燥した環境
• 暖かい洋服の使用
• 心身医学的アプローチなど

ChatGPT は OCR 機能が改善したとはいえ，複雑な図や情報量の多いものでは不完全な読み込みになってしまう

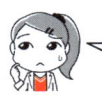 これじゃ仕事に使えないです…

画像の読み取りに関しては，Gemini（ジェミニ）のほうが正確だと思う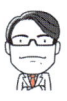

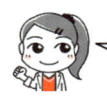そうなんですね！　Geminiについて教えてください！

まずはQRコードを読み取ろう

「Geminiと話そう」をポチッと押して，後は利用規約と注意事項を
クリックしていけば使えるようになる

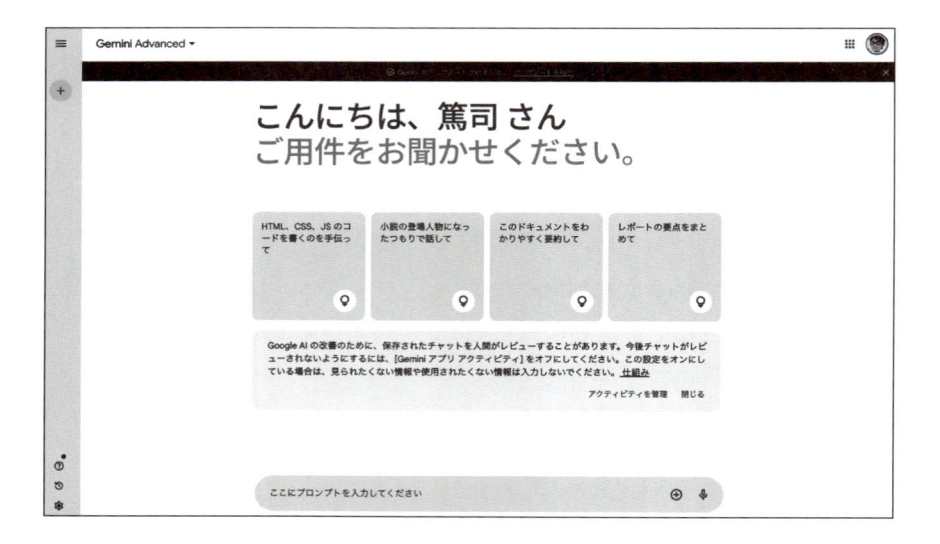

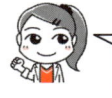プロンプトを入力してください，の部分でChatGPTと同じよう
に使えばいいんですよね？

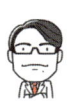うん．ではGeminiに図を読み込ませてみよう

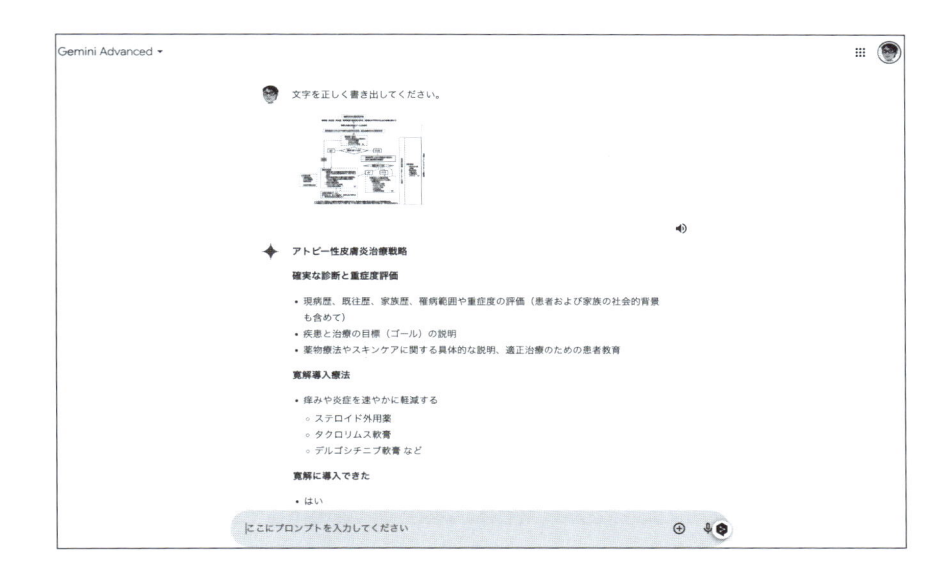

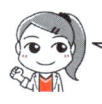

ChatGPTより細かく読み取ってくれました

間違っている部分も多少あるので手直しは必要になるけれども，ChatGPTが書き起こしたものよりGeminiに書き起こしてもらったほうが仕上げまでの時間は早い

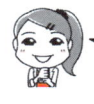

仕事の効率化が進みますね！

❗ ここがポイント

画像ファイルから文字を書き起こすには，Geminiの精度が高い．

👤 おーつか先生のプロンプト

文字を正しく書き出してください．

Gemini を使って
出張の予定を立てる

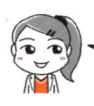 おーつか先生，Gemini も有料版にしなくちゃダメですか？

アイさんは ChatGPT をすでに有料版にしてましたよね？　そうであれば，Gemini は無料版で大丈夫です．こんなこと言ったら Google に怒られそうだけど（笑）

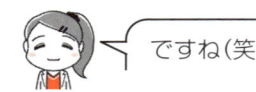 ですね（笑）

まずは Gemini 自身に無料版と有料版の違いを解説してもらおう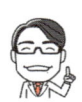

プロンプト
Gemini 無料版と有料版の違いをリスト化してください．

Gemini
無料版と有料版の違いをまとめました．

機能	無料版	有料版（Gemini Advanced）
利用できるモデル	Gemini 1.0	Gemini 1.5 Pro
コンテキストウィンドウ	約 10 万字	約 70 万字
処理速度	遅め	高速
言語モデルの精度	やや低め	高い
論理的思考能力	やや低め	高い
コーディング能力	やや低め	高い

機能	無料版	有料版（Gemini Advanced）
最新情報へのアクセス	検索スニペットによる	検索スニペットによる
料金	無料	月額 2,900 円

Gemini 1.0 と Gemini 1.5 Pro の違い

Gemini 1.5 Pro は，Gemini 1.0 と比較して以下の点が優れています．

- より多くの情報を処理できる
- より複雑なタスクに対応できる
- より正確な回答を生成できる
- より創造的なアウトプットを生成できる

どちらを選ぶべきか

Gemini 無料版でも基本的な機能は十分に利用できます．しかし，より高度な機能を求める場合は，有料版の Gemini Advanced を検討することをおすすめします．

Gemini Advanced がおすすめな方

- 大量の情報を処理したい方
- より複雑なタスクを AI に任せたい方
- より正確な回答を求める方
- より創造的なアウトプットを求める方

Gemini の無料版で十分な方

- 基本的な機能で十分な方
- まずは Gemini を試してみたい方
- 個人利用の方

参考資料

- Google Gemini の無料版と有料版の違いと活用事例まで解説します：
  https://philipptarohiltl.com/google-gemini-free-vs-paid-guide/
- Gemini の無料と有料，どちらが得？ -Hakky Handbook：https://book.st-hakky.com/data-science/difference-between-gemini-free-and-paid/
- 【特集】Google の対話型 AI「Gemini」は何ができるのか？無料版と有料版，そして Microsoft Copilot と機能を比較 -PC Watch：
  https://pc.watch.impress.co.jp/docs/topic/feature/1568873.html

上記の情報は 2024 年 8 月 6 日時点での情報です．最新の情報は Gemini の公式サイトをご確認ください．

Gemini は Google が開発した生成 AI なので，質問に対する答えにリンクがついてくるところが便利だね

 ホントですね．リストを見ると，やっぱり有料版のほうが性能がよいと思うのですが，無料のままでいいんですよね？

うん．また後で教えるけど，2024 年 8 月現在，Gemini 1.5 Pro は無料で使える方法もあるので，有料契約しなくても大丈夫です

 これ以上，AI にサブスクしたくなかったのでよかったです！　では，無料版 Gemini の上手な使いかたを教えてください！

まず Gemini 画面の左下，（設定）をクリックし拡張機能を選択してみてください

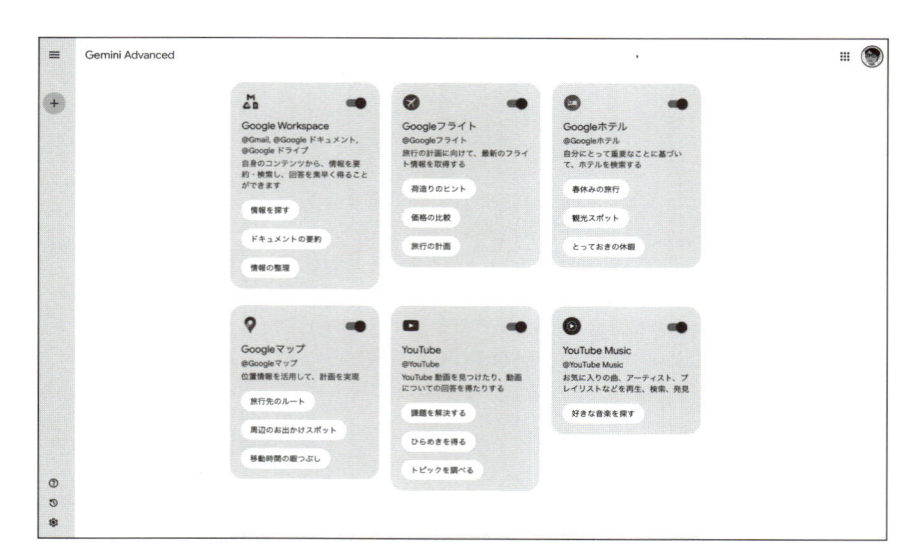

この拡張機能はすべてオンにしてもらっていいんですが，この画面をよく覚えておいてください

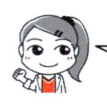

はい！　覚えました！

なにに使えそうですか？

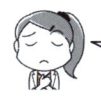

うーん，Google フライト，ホテル，マップとあるので，出張の計画ですか？

御名答！

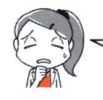

先生，返事の仕方が古いです…

 プロンプト
9/9 熊本に出張です．18 時までに熊本大学に到着したいです．伊丹からの飛行機とホテルを探してください．1 名 1 泊です．できたら温泉に入りたいです．

◆ **Gemini**
伊丹空港から熊本空港までの飛行機を検索しました．
- JAL JL2383，出発：7：30 到着：8：45，1 時間 15 分，価格：￥21,457
- JAL JL2385，出発：10：50 到着：12：00，1 時間 10 分，価格：￥23,652
- ANA NH523，出発：9：20 到着：10：30，1 時間 10 分，価格：￥24,840
- 天草エアライン MZ802，出発：12：50 到着：14：20，1 時間 30 分，価格：unavailable
- ANA NH521，出発：7：10 到着：8：25，1 時間 15 分，価格：￥24,840

Google フライトで他のフライトも検索できます．

熊本には温泉付きのホテルがいくつかあります．
- レフ熊本 by ベッセルホテルズ – 内風呂と露天風呂を備える洗練されたホテル．朝食ビュッフェを提供．料金：1 泊あたり￥7,776
- 天然温泉六花の湯ドーミーイン熊本 – 気取らない雰囲気の客室を備えたくつろぎの温泉ホテル．ビュッフェ レストラン，屋上大浴場あり．料金：1 泊あたり

¥8,418
- 里山の隠れ宿 花富亭（かふうてい）- 落ち着いた雰囲気の客室を備えた高級温泉旅館．食事処，中庭，大浴場がある．料金：1 泊あたり¥13,860
- スーパーホテル Lohas 熊本天然温泉 - シンプルな客室を備えた飾らないホテル．温泉大浴場あり．Wi-Fi 無料．料金：1 泊あたり¥5,640
- 菊南温泉 ユウベルホテル - 天然温泉を楽しめる豪華なホテル．洗練されたレストランと大浴場を併設．料金：1 泊あたり¥6,480

これらのホテルはすべて，熊本大学から車で 30 分以内です．

ご希望のホテルはありますか？

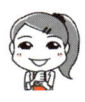 これはかなり助かります．最近，ホテル代が値上がりしていて，大学から支給される予算を超えてしまうんですよね．これならサイトを横断して最安値を選択できます

そうですね．出張や旅行の手配は，Gemini 一択です

! ここがポイント 1
Gemini は無料版のままで十分に使える．

! ここがポイント 2
出張の予定は Gemini に任せよう．

おーつか先生のプロンプト
9/9 熊本に出張です．18 時までに熊本大学に到着したいです．伊丹からの飛行機とホテルを探してください．1 名 1 泊です．できたら温泉に入りたいです．

英語で解説された YouTube の医療情報を読み取る

先生，ChatGPT や DeepL を活用してから，だいぶ英語に対する抵抗感はなくなったんですけど，やっぱり苦手意識が消えません

それはどういう場面で感じるんですか？

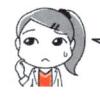

先日，論文をインターネットで検索していたら，著者が解説している動画を見つけたんです．それが何を言っているのかまったくわからなくて…

YouTube なら，日本語の字幕を表示することができるよ

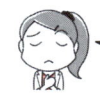

はい，それは知ってるんですが，翻訳の精度が低くてリアルタイムで理解するには難しいんです

そうですか．それなら，Gemini を使って解説してもらおう

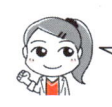

ぜひ，教えてください！

✦ **Gemini**
YouTube ∨

この動画は「SNS 医療のカタチ ONLINE vol.2」というタイトルで,医療関係者向けのオンラインセミナーのようです.動画の内容は,エビデンスについて解説するというものでした.

動画冒頭で,司会者が登壇者を紹介しています.登壇者は,堀向先生,ほむら先生,大塚先生の 3 人です.

大塚先生は,動画タイトルにある「今さら人には聞けない"エビデンスって何?"」というテーマで講演しています.講演では,エビデンスという言葉の意味や重要性について説明がありました.また,エビデンスに基づかない医療情報の危険性についても言及されていました.

具体的には,ステロイド剤が含まれていることを隠して販売されていたアトピー性皮膚炎の治療薬の例が挙げられていました.この例では,エビデンスがないどころか,逆に偽りの情報が用いられていたことが問題視されていました.

堀向先生の発言によると,かつては医療の情報源が限られており,医師はその経験に基づいて治療を行っていたそうです.しかし,エビデンスに基づく医療の登場によって,より確実な治療が可能になったとのことです.

動画の中では,エビデンスを確認する方法についても説明がありました.具体的には,情報の出典を確認したり,専門家の意見を参考にすることが挙げられていました.

著作権の問題もあるので,今回はぼくが投稿している日本語の動画を使って紹介しますね.30 分くらいある動画なんだけど,内容を要約してくれている.英語の動画だった場合,日本語で解説してもらうことも可能です

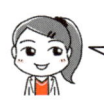 内容について質問することも可能ですか?

もちろん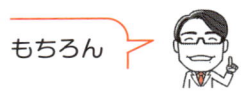

動画で解説されているエビデンスとはどういうものですか？

回答案を再生成 C

 YouTube ∨

動画の中で、エビデンスとは科学的根拠を指します。スピーカーは、エビデンスに基づく医療が信頼できる情報と信頼できない情報を区別するのに役立つため重要であると強調しています。

情報源の信頼性を評価するにはいくつかの方法があります。まず、情報のソースを確認してください。信頼できる情報源は、情報源を明記します。次に、他の専門家がその情報を支持しているかどうかを確認してください。たとえば、ソーシャルメディアで健康に関する主張を見つけた場合は、Twitter で医療専門家がそれを裏付けているかどうかを確認してみてください。3番目に、個人的な経験に基づく逸話的な証拠には注意してください。逸話的な証拠は、より広い集団に一般化できない場合があります。

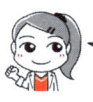これなら，研究を紹介した YouTube も問題なく理解できそうです．ちなみに，この前教えてもらった ChatGPT ではだめなんですか？

もちろん，前に教えた GPTs でも YouTube の要約を作ることはできる．ただ，YouTube は Google の一部でしょう？この先の発展を期待して，YouTube の要約は Gemini にお願いするのがよいと思う

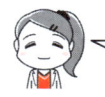確かにそうですね

他の方法も教えておくね．Google Chrome の拡張機能には，「ChatGPT-ウェブサイトと YouTube 動画の要約」というものがある．これを使っても YouTube の内容を解説してもらうことは可能なんだ

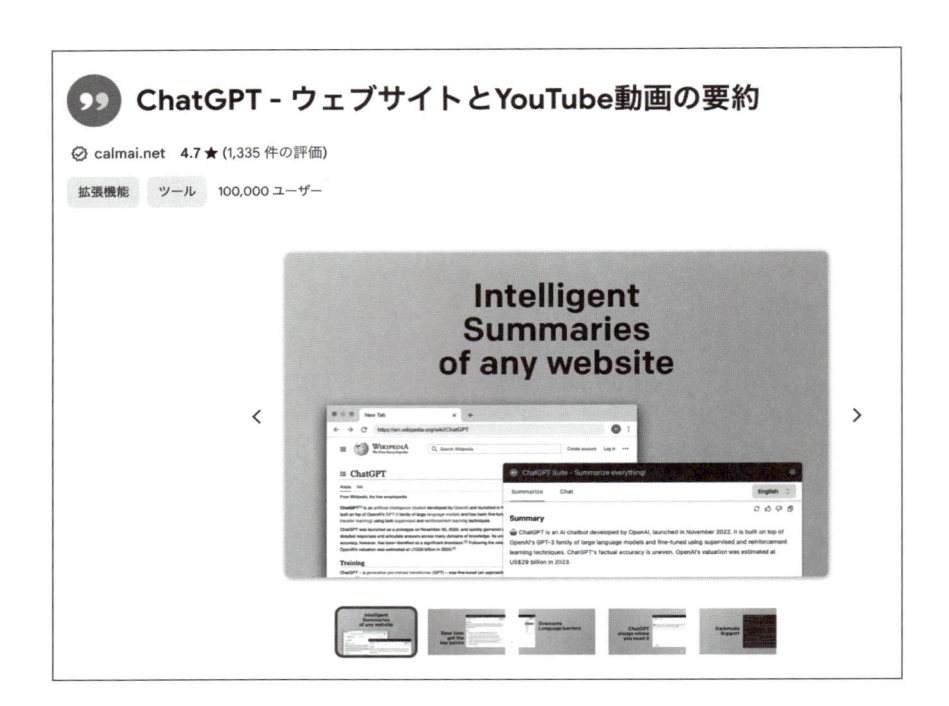

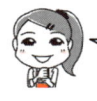

こっちも便利そうですね

うん．どのツールが使いやすいかは，個人個人異なると思う．いずれにせよ，外国語の動画を理解するには，生成 AI が便利ということです

! ここがポイント

YouTube の動画解説には Gemini が便利．

 おーつか先生のプロンプト

内容を解説してください．（YouTube の URL）

Gemini を使って 行方不明のメールを探す

 わー，教授から送ってもらった共同研究者のメールアドレスどこかにいってしまいました…

たまにありますよね．どのメールに知りたい情報が書いてあるかわからなくなることって．ちなみにアイさん，普段使っているのは Gmail ですか？

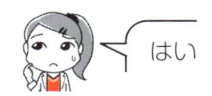 はい

それなら Gemini を使って調べることができます．たとえば，ぼくは原稿を送る担当者の住所がわからなくなってしまったので…

 プロンプト
メールから医学書院の住所を探してください．

 Gemini
Google Workspace ∨
医学書院の住所は，〒113-8719 東京都文京区本郷 1-28-23 です．

プロンプトの最初に@をつけて Gmail を選択すれば，（メールから)と書かなくても同じことができます

あー，これは便利です

他にも（忘れている仕事はありませんか？）と Gemini に聞けば，チェックしてくれますよ

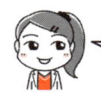

先生でも仕事を忘れることあるんですね

そりゃあります．Google ドキュメントや Google ドライブに保存しておいた書類を探すのだってできるし，その内容を要約することもできます

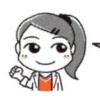

探しものをするときにいつでもキーワードが頭に思い浮かぶわけではないですもんね．ふんわりした情報で検索かけてくれるのはありがたいです

❗ ここがポイント

見つからない Gmail や Google ドキュメントにしまった資料は，漠然とした情報でも Gemini が探してくれる.

 おーつか先生のプロンプト

メールから医学書院の住所を探してください.

NotebookLM を使って 専門医試験対策を行う

さて，ここからは Gemini を無料で使い倒す方法を教えましょう

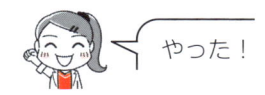 やった！

Gemini は無料で使えるものが本当に多いと思う．そのひとつに，NotebookLM（ノートブック エルエム）がある

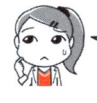 なんですか？　初めて聞きました

Gemini に聞いてみよう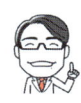

 プロンプト
NotebookLM とはなんですか？

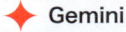 **Gemini**
NotebookLM は，Google が開発した AI 搭載ノートブックサービスです．ユーザーがアップロードした PDF，DOCS などのドキュメントを読み込み，その内容に基づいて質問への回答や概要の作成を行います．また，ユーザーと共同作業を行いながら，アイデアの創出や整理をサポートします．ただし，回答の正確性は保証されていないため，自己責任で事実確認を行う必要があります．NotebookLM は，ウェブサイトや Google ドライブのファイルにも対応しており，日本語でも利用可能です．

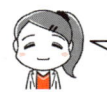 ふむふむ．こちらが準備した資料を読み込ませて，そこから回答を引き出すわけですね

そのとおりです．以下の QR コードから登録してみて

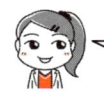 先生はどういう使いかたをしているんですか？

ぼくは，皮膚科診療ガイドラインを読み込ませて，診察で困ったら使うようにしているよ

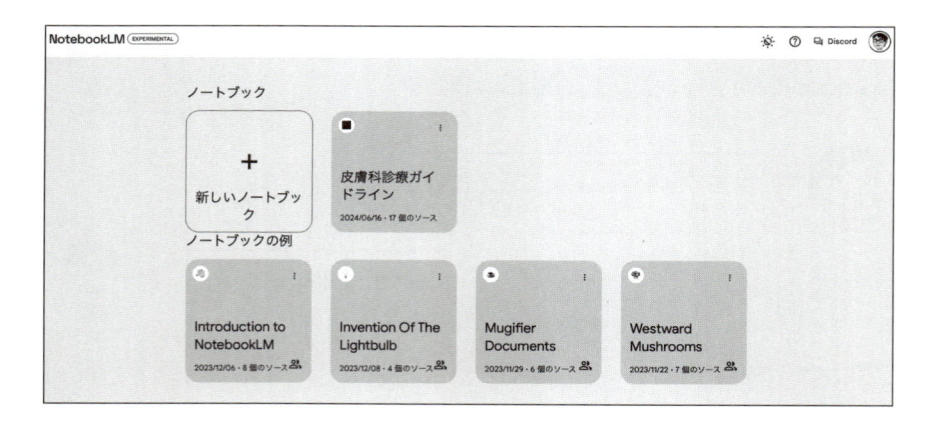

「新しいノートブック」の＋ボタンを押して，必要な資料をすべてアップロードすれば使えるようになる．ぼくが使っている皮膚科診療ガイドラインだとこんな感じです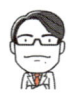

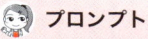
アトピー性皮膚炎の治療アルゴリズムを教えてください.

NotebookLM

アトピー性皮膚炎の治療アルゴリズム

ソースによると,アトピー性皮膚炎の治療アルゴリズムは,患者の年齢や症状,生活背景などを考慮し,個別に対応する必要があります. ① ② ③

治療の目標

- 最終目標は,日常生活に支障がなく,薬物療法をあまり必要としない状態を維持することです. ④
- 完治させる治療法はないため,対症療法が基本となります. ④

治療方法

- 薬物療法
- 外用療法・スキンケア
- 悪化因子の検索と対策の 3 つを,患者ごとに適切に組み合わせていきます. ④

薬物療法

- **症状に応じて,抗ヒスタミン薬,ステロイド外用薬,タクロリムス軟膏などを段階的に使用します.** ③ ⑤ ⑥
- 重症例では,シクロスポリンなどの免疫抑制剤や,生物学的製剤の使用も考慮されます. ⑥ ⑦
- アレルギー性疾患を合併している場合は,その治療も行います. ②

外用療法・スキンケア

- **皮膚の炎症を抑え,皮膚バリア機能を改善するために,保湿剤やステロイド外用薬などを適切に使用します.** ④ ⑤
- 皮膚の状態に合わせて,適切なスキンケア指導を行います.

悪化因子の検索と対策

- **悪化因子となる刺激(例:唾液,汗,摩擦,衣類,金属,香料,ダニ,食物など)を特定し,それらを避けるようにします.** ① ⑧
- アレルギー検査などを行い,原因となるアレルゲンを特定することもあります. ⑧

回答部分の数字をクリックすれば,もとの資料を確認することもできる

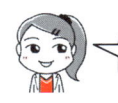

NotebookLM で他にできることってありますか?

右下のノートブックガイドというボタンを押すと，以下のような画面が出てくる

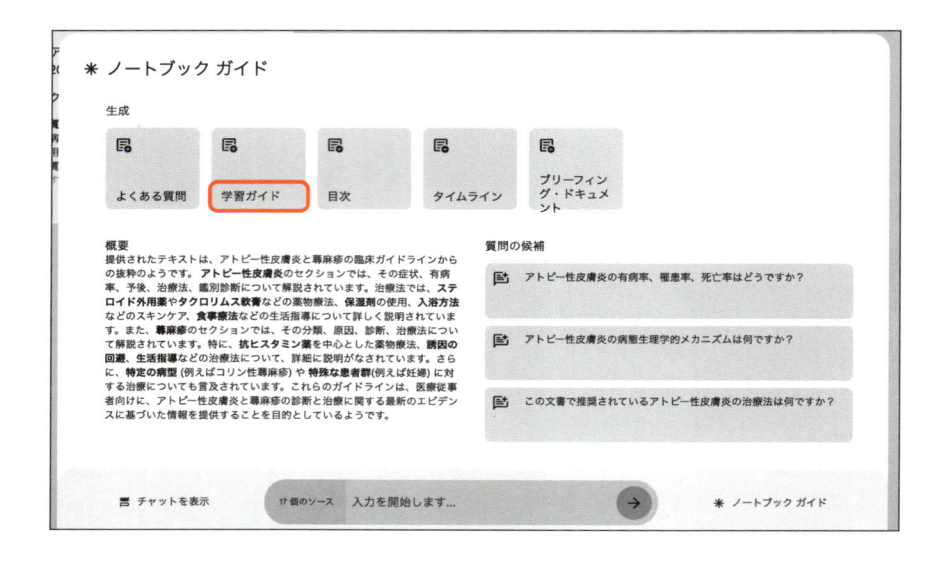

この中の「学習ガイド」というボタンをクリックすると，クイズを出してくれるんだ

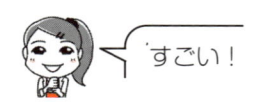 すごい！

NotebookLM
アトピー性皮膚炎診療ガイドライン 2021 レビュー

クイズ
質問１：ホスホジエステラーゼ５阻害薬は，血管病変に有用である可能性がありますが，日本で使用する場合，どのような注意点がありますか？
質問２：アトピー性皮膚炎の診断において，除外すべき疾患を５つ挙げてください．
質問３：アトピー性皮膚炎の臨床型を５つ挙げてください．
質問４：ステロイド外用薬の長期間使用における注意点とその理由を説明してください．
質問５：ステロイド外用薬による色素沈着は，どのようなメカニズムで生じるのでしょ

うか？

質問6：タクロリムス軟膏は，どのような場合に有効な治療法となりえますか？

質問7：第二世代抗ヒスタミン薬の特徴と，第一世代抗ヒスタミン薬と比較した利点を説明してください．

質問8：アトピー性皮膚炎に対するステロイド内服薬の投与について，注意点を含めて説明してください．

質問9：アトピー性皮膚炎の治療におけるブリーチバス療法の現状について説明してください．

質問10：アトピー性皮膚炎における入院治療の意義について，具体的に説明してください．

クイズ解答

解答1：ホスホジエステラーゼ5阻害薬は，レイノー現象の緩和などに有用と考えられますが，日本では報告例が少なく，薬価が高価で保険適用がないため，適応を慎重に考慮する必要があります．

この機能は専門医試験対策に使えると思っていて，自分が勉強した内容をどんどん NotebookLM にアップロードしていけば，確認テストを自動作成してくれて便利だよ

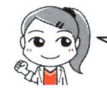 全部無料で使えるなんてすごいですね．どれくらいの情報量をアップロードできるんですか？

いまのところ1つのファイルにつき最大50万字．90ファイルまでアップロードが可能なんだ．文庫本でいうと，500冊くらい読み取らせることができる

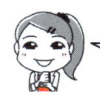 すごすぎます！

でも NotebookLM はまだ実験段階のようだから，今後どうなるか推移を見ていく必要があるね

> **！ ここがポイント**
>
> NotebookLM に専門分野の資料をアップロードしておけば，あなた専用の
> 生成 AI が作成可能になる．

 おーつか先生のプロンプト

アトピー性皮膚炎の治療アルゴリズムを教えてください．

Google AI Studio を使ってプログレスミーティングの議事録を作成する

アイさん，おはようございます．今日も無料で Gemini を使い倒す方法を教えたいと思います．あれ，表情が暗いですけど，なにかありました？

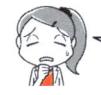 実はプログレスミーティングで教授から指摘された内容を忘れてしまって，怒られたんです…

メモはちゃんととったんですか？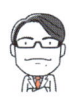

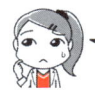 はい．でも，うちの教授すごく早口で，よくわからない部分もあって聞き漏らしてしまいました

そうなんですね．これから教える Google AI Studio を使えば簡単に議事録が作成できますよ

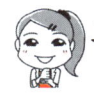 ほんとですか！　ぜひ教えてください

もちろん．ただ，研究内容に関しての秘密情報がある場合は避けてくださいね．また，AI を使った議事録作成に関しては教授の許可を得たほうがいいですよ

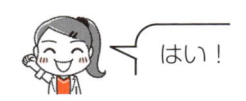 はい！

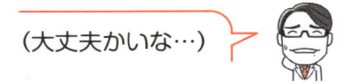 （大丈夫かいな…）

まずは QR コードを読み込み，「Learn more about the Gemini API」をクリックしてください

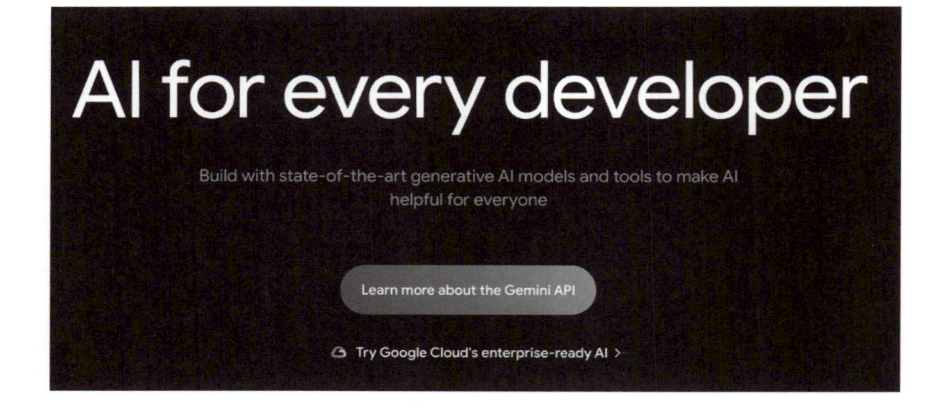

次に「Google AI Studio で API キーを取得する」をクリックしてください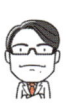

Gemini APIで構築する

Googleの最大で最も高性能なAIモデルをアプリに簡単に統合

Google AI StudioでAPIキーを取得する　APIドキュメントを読む

Google Cloudのエンタープライズ対応AIを試す >

利用規約が出てくるので承諾のチェックをすれば使えるようになります

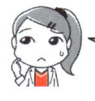

APIってお金かかるんじゃないですか？

まだこの段階では大丈夫．Google AI Studioは課金しなくても使えるから安心してほしい

よかったです

準備が終わると以下のような画面が出てくる．使いかたは簡単．画面下のType somethingの部分にプロンプトを入力したらよい

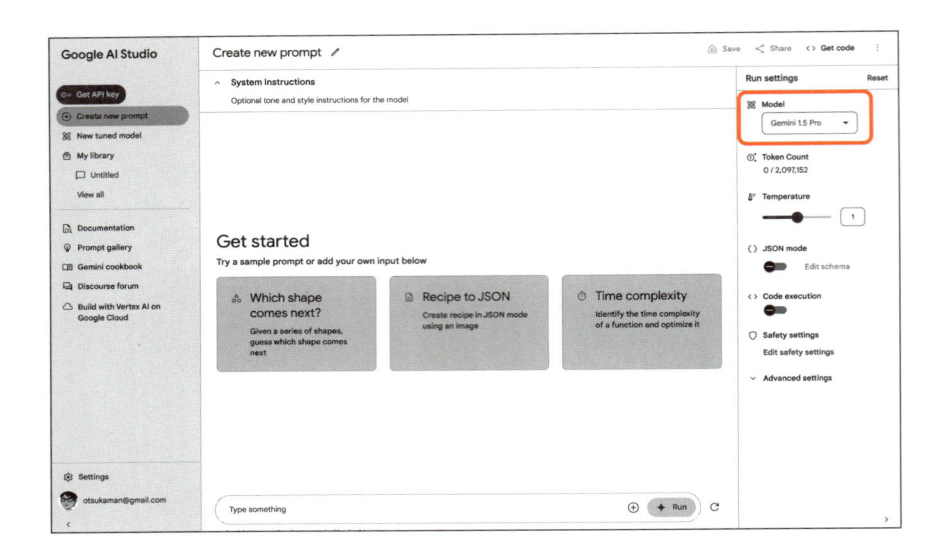

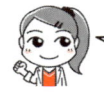
ChatGPT と同じですね

そう．生成 AI の種類が変わっても，やることの基本は同じです．
この Google AI Studio は，Gemini 1.5 Pro を無料で使える仕
様になっています．右上の Model から Gemini 1.5 Pro を選ぶだ
け

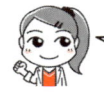
Google も太っ腹ですね！

Google AI Studio が無料で使えるうちは，Gemini は無料版のま
までよいと思います

なるほど！　で，議事録を作るにはどうしたらいいんですか？

まず音声ファイルが必要です．Type something の横にある＋ボタンを押して，Upload to Drive から音声ファイルをアップロードしたらいいですよ

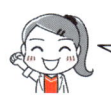 パワハラ対策で録音しておいた医局長の音声ファイルがあるので，それを使ってみます！

（苦笑）．あとはプロンプトを入力するだけ

 プロンプト
アップロードした音声ファイルの文字起こしをしてください．
ただし，「あー」「うー」などのフィラーは除いてください．
登場人物はアイさん（30代前半女性）と医局長（40代前半男性）です．

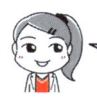 私の年齢必要ですか？笑

なくても音声認識をしてくれるとは思うけれども，声の主を正しく認識してもらうために性別と年齢は入れといたほうが無難だと思う

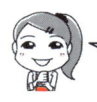 そうなんですね．気持ちは20代前半と追記しておこっと

余計なことをプロンプトに書くのはやめてください（笑）．文字起こしした内容を要約することもできる

 プロンプト
文字起こしした内容を議事録としてまとめたいです．
発言者を特定し，発言内容を要約してください．

これでもし不足分やわからない部分があれば，プロンプトで追加の指示を出したらよいよ

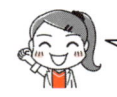 これは便利ですね！

 ！ ここがポイント

Google AI Studio を使い倒そう．音声ファイルをアップロードすることで，簡単に議事録を作成することができる．

 おーつか先生のプロンプト 1

アップロードした音声ファイルの文字起こしをしてください．
ただし，「あー」「うー」などのフィラーは除いてください．
登場人物はアイさん（30 代前半女性）と医局長（40 代前半男性）です．

 おーつか先生のプロンプト 2

文字起こしした内容を議事録としてまとめたいです．
発言者を特定し，発言内容を要約してください．

Gemini に大量の論文を読ませて，新しい研究テーマを見つける

おーつか先生，助けてください！　教授から「そろそろ自分で研究テーマを考えてください」と言われました…

その苦労はみんな通る道ですねぇ．頑張って考えましょう

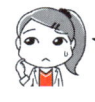

そんな冷たいことを言わずに，AI に手伝ってもらってなにかできませんか？

仕方ないですね．アイさんは関連する論文をちゃんと読みましたか？

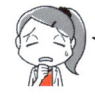

はい，一応….　読んでもなにも思いつきません…

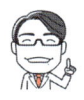

では Google AI Studio を使って，相談してみましょう

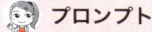 **プロンプト**
アップロードした PDF ファイルを読み込んで，新しい研究テーマを 3 つ提案してください.

◆ **Gemini 1.5 Pro（Google AI Studio）**
3 つの論文の内容を理解し，そこから考えられる新しい研究テーマを 3 つ提案します.

新しい研究テーマ提案

1．アトピー性皮膚炎におけるフィラグリン欠損と皮膚神経の関係性

- **背景**：フィラグリン欠損ラットでは，生後 3 日の TEWL 増加が見られるものの，成長に伴いその差は消失し，MC903 誘発性皮膚炎の重症度にも影響を与えませんでした．一方で，アトピー性皮膚炎では，フィラグリン欠損が皮膚バリア機能の低下と神経の過敏性を引き起こすことが示唆されています．
- **研究テーマ**：フィラグリン欠損ラットを用いて，皮膚神経の活性化や発現量の変化を解析し，皮膚バリア機能の低下と神経過敏性の関連性を明らかにする．特に，成長に伴い TEWL の差が消失するメカニズムと，神経の変化との関連を詳細に調べる．

2．PACAP による樹状細胞制御の分子メカニズムの解明

- **背景**：PACAP が Adcyap1r1 を介して樹状細胞の CCR7 と CXCR4 の発現を増加させ，皮膚からリンパ節への遊走を促進することが示されました．しかし，PACAP がどのようにこれらのケモカイン受容体の発現を調節するのか，詳細な分子メカニズムは明らかになっていません．
- **研究テーマ**：PACAP-Adcyap1r1 シグナル伝達経路の下流で活性化する転写因子やシグナル伝達分子を特定し，CCR7 と CXCR4 の発現誘導における役割を解明する．さらに，他のケモカイン受容体や接着分子への影響についても検討し，PACAP による樹状細胞遊走の包括的な制御機構を明らかにする．

3．末梢神経による慢性掻痒の制御における好塩基球の役割

- **背景**：論文では，肥満細胞，好酸球，好塩基球と末梢神経の相互作用が慢性掻痒の発症に関与することが示唆されました．特に，好塩基球は TSLP によって活性化され，IL-4 や IL-13 などの Th2 サイトカインを産生することが知られています．
- **研究テーマ**：好塩基球特異的なノックアウトマウスや阻害剤を用いて，慢性掻痒モデルにおける好塩基球の役割を検証する．特に，TSLP-好塩基球-Th2 サイトカイン軸と神経の活性化との関連に着目し，好塩基球を標的とした慢性掻痒の治療法開発の可能性を探る．

これらの研究テーマは，論文の知見をさらに発展させ，アトピー性皮膚炎や慢性掻痒の病態解明や新たな治療法開発に繋がる可能性を秘めていると考えられます．

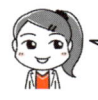
先生からみて Gemini の提案内容はどうですか？

どれも合格点の提案だと思う．大学院生がこういう回答をしてきたら，褒めるレベルです

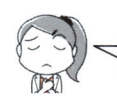えー，そんなに！！　私はもっと褒められたいです！(笑)

笑．では，Gemini にブラッシュアップしてもらおう

 プロンプト
3 つの提案を融合して，さらにインパクトのある研究テーマを 3 つ提案してください．

◆ **Gemini 1.5 Pro(Google AI Studio)**
3 つの論文の知見を融合し，よりインパクトのある研究テーマを 3 つ提案します．

融合によるインパクト研究テーマ提案
1. フィラグリン欠損による神経−免疫相互作用の破綻とアトピー性皮膚炎発症メカニズムの解明
- **背景**：フィラグリン欠損ラットで見られた生後初期の TEWL 増加と，アトピー性皮膚炎における神経過敏性，そして PACAP による樹状細胞制御の知見を統合．フィラグリン欠損が皮膚バリア機能を低下させるだけでなく，神経−免疫相互作用を破綻させ，アトピー性皮膚炎発症を促進するという仮説を立てる．
- **研究内容**：フィラグリン欠損ラットを用い，以下の点を検証する．
  - 成長に伴う TEWL 変化と皮膚神経(特に PACAP 産生神経)の活性化，PACAP 受容体発現との相関関係．
  - フィラグリン欠損ラットにおける樹状細胞の成熟度，遊走能，サイトカイン産生への影響．
  - PACAP やその阻害剤投与による，フィラグリン欠損ラットの皮膚炎症状，免疫応答，神経活性への影響．

2. 慢性掻痒における神経ペプチド−免疫細胞−Th2 サイトカインネットワークの包括的な解明
- **背景**：3 つの論文で示された，様々な神経ペプチド(PACAP，Substance P，CGRP，TSLP など)と，肥満細胞，好酸球，好塩基球，樹状細胞などの免疫細胞，そして Th2 サイトカインの複雑な相互作用に着目．これらの要素が織りなすネットワークを包括的に解析することで，慢性掻痒の病態をより深く理解できると考えられる．
- **研究内容**：慢性掻痒モデルマウス，あるいはアトピー性皮膚炎患者由来の細胞を用い，以下の点を明らかにする．
  - 掻痒誘発刺激に対する各神経ペプチドの発現変化と，免疫細胞の活性化，Th2 サイトカイン産生との関係．
  - 各神経ペプチド受容体の発現を免疫細胞特異的にノックダウンしたマウスを作製し，慢性掻痒発症への影響を解析．

- 複数種類の神経ペプチド阻害剤の併用効果を検証し，新たな治療標的となりうる神経ペプチドを探索.

さらに，Gemini の回答をベースに科研費の申請書も書くことだってできる

 また，先生，そんなことまで教えて大丈夫なんですか？

やるなといってもみんないずれやることなので，教えておきます

 プロンプト

1 番目のテーマで科研費の申請書を書きたいです．冒頭にその概要を簡潔にまとめて記述し，本文には，(1)本研究の学術的背景，研究課題の核心をなす学術的「問い」，(2)本研究の目的および学術的独自性と創造性，(3)本研究の着想に至った経緯や，関連する国内外の研究動向と本研究の位置づけ，(4)本研究で何をどのように，どこまで明らかにしようとするのか，(5)本研究の目的を達成するための準備状況，について具体的かつ明確に記述すること．

回答は長くなるから省略するけれども，これで申請書の下書きは完璧

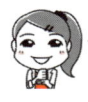 すごいですね…．でもこれって ChatGPT でもできませんか？

ChatGPT でも同じ作業はできるよ．ただ，読み込ませる論文の量が大きく変わる．2024 年 8 月の段階で，ChatGPT は約 13 万トークン扱えるのに対し，Gemini は 200 万トークン．10 倍以上ある．200 万トークンというと，一般的な学術論文なら約 600 本に相当するので，膨大な論文をベースに研究テーマを考えてくれる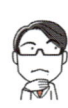

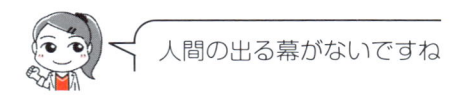人間の出る幕がないですね

おーつか先生のプロンプト

1. アップロードした PDF ファイルを読み込んで，新しい研究テーマを 3 つ提案してください．
2. 3 つの提案を融合して，さらにインパクトのある研究テーマを 3 つ提案してください．
3. 1 番目のテーマで科研費の申請書を書きたいです．冒頭にその概要を簡潔にまとめて記述し，本文には，(1)本研究の学術的背景，研究課題の核心をなす学術的「問い」，(2)本研究の目的および学術的独自性と創造性，(3)本研究の着想に至った経緯や，関連する国内外の研究動向と本研究の位置づけ，(4)本研究で何をどのように，どこまで明らかにしようとするのか，(5)本研究の目的を達成するための準備状況，について具体的かつ明確に記述すること．

3章

Claude の
活用法

Claude を使って医療系ブログや教科書の原稿を書く

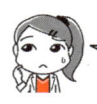

先生，最近医療系ブログで情報発信しようと思って，いろいろ調べてるんですけど，文章を考えるのが大変で…

ブログ運営は，文章作成，SEO 対策，読者とのコミュニケーションなど，やるべきことがたくさんありますからね．アイさんはどんなブログを書きたいんですか？

そうですね…せっかく大学院でアレルギーの研究をしているので，アトピー性皮膚炎の患者さんやそのご家族に向けて，正しい知識や最新の治療法などをわかりやすく解説するブログを書きたいと思ってるんです！

アイさんらしくない発言ですね．ブログ収入を期待しているのかと思いました（笑）

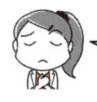

いやいや，わたしだって世の中の役に立つことをしたいです！

それは失礼．でも，専門的な内容をわかりやすく伝えるのはなかなか難しい作業ですよ．そこで，今回は Claude（クロード）を活用して，医療系ブログや教科書の原稿を効率的に執筆する方法を伝授しましょう！

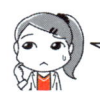 Claude ですか！？

Claude は ChatGPT と同様に自然な文章を生成することができる Anthropic 社が開発した生成 AI．特に，倫理観や安全性に配慮した設計が特徴で，医療分野でも安心して活用できる AI として注目されているんです．さっそくですが，Claude の特徴を Claude 自身にまとめてもらいましょう！

🧑 プロンプト
Claude の特徴を箇条書きで教えてください．

✴ Claude
Claude の主な特徴を箇条書きでご紹介します：

- 高度な自然言語処理能力を持つ AI
- 幅広い分野の知識を持ち，様々なタスクに対応可能
- 論理的思考と分析能力に優れている
- 創造的な文章作成や問題解決が得意
- 倫理的な判断力を持ち，安全性に配慮している
- 多言語対応が可能
- ユーザーとの対話を通じて理解を深められる
- 最新の情報に基づいて回答を提供
- コーディングや数学的な問題にも対応可能
- 常に正確で簡潔な回答を心がけている

これらの特徴について，さらに詳しい説明が必要でしたらお知らせください．

説明にもあるように，Claude は倫理観や安全性を重視した設計がされているため，医療情報のように正確性が求められる文章作成にも適していると思う．なにより Claude は日本語が抜群にうまい！

それは前回のワークショップで先生に教えてもらいました

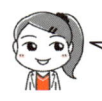

では，実際に Claude を使ってブログ記事の原稿を作成してみよう．今回はまるまる使える秘伝のプロンプトを公開します

やった！

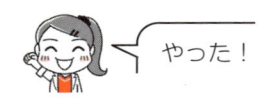

🧑 プロンプト

あなたはトップクラスの Web ライターであり皮膚科専門医です．アトピー性皮膚炎について，一般のインターネットユーザー向けに，読みやすく魅力的な日本語の記事を作成してください．その際，以下の条件に従ってください．

記事のアクセス数を増やすため，SEO を意識したタイトルを 3 つ提案してください．タイトルには検索されやすいキーワードを含めます．
です・ます調を使い，親しみやすい文体で書いてください．
文字数は 3000〜3500 字の間に収めてください．
1 段落は 50〜80 字程度とし，改行を適切に使って読みやすく整えてください．
専門用語や外来語を使う場合は，中学生にもわかるよう平易な言葉で説明を加えてください．
記事の内容を 3 つの観点に分け，それぞれにキーワードを含んだ小見出しを付けてください．小見出しは【 】で囲ってください．
誤字脱字や不適切な表現がないか入念にチェックしてください．
最後に，上記 # をすべて実行し反映されているか確認してください．また，トップクラスの皮膚科専門医としての責任を持って，記事の正確性を保証してください．

☀ Claude

ご要望を承りました．アトピー性皮膚炎についての記事を作成いたします．まずは SEO を意識したタイトルを 3 つ提案します：

1. 「アトピー性皮膚炎の原因と症状｜効果的な治療法と日常生活での対策」
2. 「つらいかゆみとさようなら！アトピー性皮膚炎の最新治療と自宅でのケア方法」
3. 「専門医が教える！アトピー性皮膚炎との上手な付き合い方と完治への道のり」

それでは，2番目のタイトルを使用して記事を作成いたします．

つらいかゆみとさようなら！アトピー性皮膚炎の最新治療と自宅でのケア方法

アトピー性皮膚炎でお悩みの方，こんにちは．毎日のかゆみや赤み，乾燥に悩まされていませんか？　この記事では，アトピー性皮膚炎について詳しく解説し，最新の治療法や自宅でできるケア方法をご紹介します．

【アトピー性皮膚炎とは？　症状と原因を知ろう】
アトピー性皮膚炎は，かゆみを伴う湿疹が長期間にわたって繰り返し現れる慢性の皮膚疾患です．主な症状は以下の通りです：
・激しいかゆみ
・赤みや腫れ
・乾燥やカサカサした肌
・湿疹や発疹
・皮膚の肥厚化（リケン化）

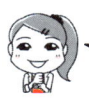 すごく読みやすいコラムができました！

うん，やはり日本語の文章を書かせるなら Claude が一番だと思う．でも，内容をちゃんとチェックするようにね．今回も，「皮膚の肥厚化（リケン化）」は，専門家からみておかしな表現だから

 あー，ほんとですね．自分の専門分野ならよいけれども，全くわからない分野だと間違いが心配です

Claude が作成したコラムは，あくまでも下書きです．内容に間違いがないか確認する作業を忘れずにしてください

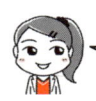 たとえば，Claude が作成した文章の内容を ChatGPT にチェックしてもらうことはできないですか？

それはぼくもやったことがあるけれども，専門的な内容はどうしてもチェックが甘い

 そうなんですね．うーん，難しいなぁ．教授から無茶振りされた，教科書の依頼原稿も下書きをやってもらいたいのに

あまり教えたくはないけど，Claude の前に 1 ステップ加えることでかなり精度の高い原稿を書くこともできるよ

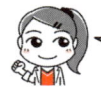 出ましたね，先生のもったいぶり！（笑）

ごめんごめん（笑）．Perplexity（パープレキシティ）で事前に下調べをしておけばいいだけです．その際，プロンプトは英語でね．DeepL でよいので翻訳してから Perplexity に入力してください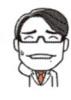

 プロンプト（Perplexity）
Please explain the pathology of atopic dermatitis.

Perplexity

プロサーチ

- Search for the pathology of atopic dermatitis
- Gather detailed information about the mechanisms involved in atopic dermatitis pathology

ソース

The Role of Janus Kinase Signaling in the Pathology of Atopic…	Sleep disorders in dermatology-a comprehensive review	Pathogenic mechanisms underlying itch in atopic dermatitis: the emergin…	♡ ◉ ◉
◉ pubmed.ncbi.nlm… · 1	◉ pubmed.ncbi.nlm… · 2	◉ pubmed.ncbi.nlm… · 3	5 件をもっと見る

回答

Atopic dermatitis (AD) is a chronic inflammatory skin condition characterized by complex interactions between skin barrier dysfunction, immune dysregulation, and intense itch. The pathology involves the following key mechanisms :

この回答をコピーして，Word ファイルにでも保存しておこう

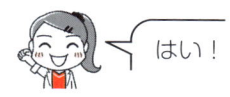 はい！

次は，このファイルを Claude にアップロードして，以下のプロンプトを入力すれば OK だよ

依頼原稿
AD 見本
DOCX

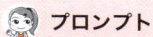 **プロンプト**
あなたはトップクラスの皮膚科専門医です．アップロードした書類の内容に関して，一般の医師向けに，読みやすく魅力的な教科書の日本語原稿を作成してください．その際，以下の条件に従ってください．

記事の内容にふさわしいタイトルを 3 つ提案してください．
キーワードを 5 つあげてください
である調を使い，教科書としてふさわしい文体で書いてください．
文字数は 3000〜3500 字の間に収めてください．
記事の内容を 3 つの観点に分け，それぞれにキーワードを含んだ小見出しを付けてください．小見出しは【 】で囲ってください．
誤字脱字や不適切な表現がないか入念にチェックしてください．
文末には参考文献を明記し，情報ソースを明らかにしてください．
最後に，上記 # をすべて実行し反映されているか確認してください．また，トップクラスの皮膚科専門医としての責任を持って，記事の正確性を保証してください．

☀ Claude

承知しました．ご指示に従って，一般の医師向けのアトピー性皮膚炎に関する教科書の日本語原稿を作成いたします．

タイトル案：
1. 「アトピー性皮膚炎の病態メカニズム：免疫学的視点と皮膚バリア機能の統合的理解」
2. 「慢性炎症性皮膚疾患としてのアトピー性皮膚炎：複雑な病態生理学への洞察」
3. 「アトピー性皮膚炎の多面的病態：免疫系，皮膚バリア，遺伝因子の相互作用」

キーワード：
1. Th2 優位性
2. 皮膚バリア機能障害
3. サイトカインアンバランス
4. 皮膚マイクロバイオーム異常
5. 慢性炎症

【アトピー性皮膚炎の免疫学的側面：Th2 優位性とサイトカインアンバランス】
アトピー性皮膚炎（AD）は，複雑な病態メカニズムを持つ慢性炎症性皮膚疾患である．その病態の中核を成すのが免疫系の不均衡であり，特に T helper（Th）細胞応答の異常が顕著である．

AD の最も特徴的な免疫学的特徴は，Th2 細胞優位の炎症反応である．この Th2 優位性により，以下のような現象が引き起こされる：
1. 血清中 IgE 濃度の上昇
2. 皮膚の炎症を促進する炎症性サイトカインの産生増加
3. 細胞性免疫の機能低下

Th2 細胞が産生するサイトカインは，アレルギー反応や炎症反応の誘導に重要な役割を果たす．これらのサイトカインは，皮膚の炎症を持続させ，かゆみを誘発する要因となる．
また，AD におけるサイトカインアンバランスは，年齢によって異なる様相を呈する．若年者の AD 患者では，Th2/Th22 関連サイトカインの顕著な増加が見られるが，高齢の AD 患者では，これらのサイトカインレベルが年齢と逆相関する傾向がある．しかし，高齢者の皮膚では様々なサイトカインの過剰産生が認められ，これが慢性的な炎症状態の維持に寄与している．
さらに，樹状細胞（DC）や自然リンパ球（ILC）などの免疫細胞も AD の病態形成に重要な役割を果たしている．これらの細胞は，抗原提示や炎症性メディエーターの産生を通じて，AD の発症や持続に関与している．

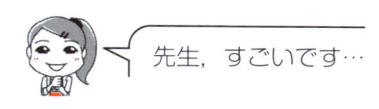
先生，すごいです…

Claude が用意した原稿の字数が足りないときは，「文字数を倍にして」という追加のプロンプトを入力してください．略して「追いプロ」です

追いプロ！ 追いがつおみたいに言いますね(笑)

長い原稿を書きたいときは，テーマを小分けにして，一つひとつClaude で作文してもらい最後につなげたらよいです
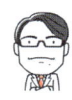

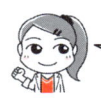
Claude は有料版のほうがよいですか？

書類仕事，特に原稿を書く仕事が多い人は，有料版の Claude 3.5 Sonnet を使うとよいです．使用頻度が高くない人は，無料版でもぜんぜん問題ないですよ

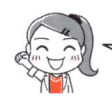
なるほど．さっそく使ってみます！

> **！ ここがポイント**
>
> Claude は，倫理観や安全性に配慮した設計がされているため，医療情報のような正確性が求められる文章作成にも適している．
> Claude が生成した原稿はあくまでも下書きであり，最終的な責任は執筆者にあることを忘れてはならない．

（ブログ記事の場合）

あなたはトップクラスの Web ライターであり〇〇専門医です．〇〇について，一般のインターネットユーザー向けに，読みやすく魅力的な日本語の記事を作成してください．その際，以下の条件に従ってください．

記事のアクセス数を増やすため，SEO を意識したタイトルを 3 つ提案してください．タイトルには検索されやすいキーワードを含めます．
です・ます調を使い，親しみやすい文体で書いてください．
文字数は 3000〜3500 字の間に収めてください．
1 段落は 50〜80 字程度とし，改行を適切に使って読みやすく整えてください．
専門用語や外来語を使う場合は，中学生にもわかるよう平易な言葉で説明を加えてください．
記事の内容を 3 つの観点に分け，それぞれにキーワードを含んだ小見出しを付けてください．小見出しは【 】で囲ってください．
誤字脱字や不適切な表現がないか入念にチェックしてください．
最後に，上記 # をすべて実行し反映されているか確認してください．また，トップクラスの〇〇専門医としての責任を持って，記事の正確性を保証してください．

（教科書の原稿の場合）

あなたはトップクラスの〇〇専門医です．アップロードした書類（Perplexity の回答をコピペした文書ファイル）の内容に関して，一般の医師向けに読みやすく魅力的な教科書の日本語原稿を作成してください．その際，以下の条件に従ってください．

記事の内容にふさわしいタイトルを 3 つ提案してください．
キーワードを 5 つあげてください
である調を使い，教科書としてふさわしい文体で書いてください．
文字数は 3000〜3500 字の間に収めてください．
記事の内容を 3 つの観点に分け，それぞれにキーワードを含んだ小見出しを付けてください．小見出しは【 】で囲ってください．
誤字脱字や不適切な表現がないか入念にチェックしてください．

#文末には参考文献を明記し，情報ソースを明らかにしてください．
#最後に，上記#をすべて実行し反映されているか確認してください．また，トップクラスの〇〇専門医としての責任を持って，記事の正確性を保証してください．

Claude を使って
医療系インフルエンサーになる方法

 わたしもおーつか先生みたいな医療系インフルエンサーになりたいなぁ．生成 AI の力でなんとかなりませんか？

そういうことを言い出すということは，さてはアイさん，研究がうまくいってないですね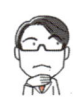

 バレましたか（笑）

ぼくも大学院生のとき，同じようなこと考えてましたのでわかります．こういうときこそ SNS に逃げずに，しっかり研究に向き合うべきだと思います

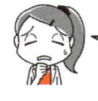 そんなこと言わずに，先生，お願いします！

仕方ないですねぇ．わかりました．今日は，Claude を使って医療情報を発信するインフルエンサーへの道を伝授します．でも，SNS は息抜き程度がよいですよ

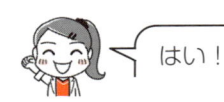 はい！

まず，昨日のワークショップでまとめた Perplexity の文書ファイルをアップロードし，以下のプロンプトを試してみてください

DOCX 依頼原稿 AD 見本

プロンプト

あなたは日本トップレベルの医療系インフルエンサーです．アップロードした書類の内容をもとに，X（旧ツイッター）で，一般の方に有益な医療情報を 100 文字以上 140 文字以内のポストとして 10 個作成してください．その際，以下の条件に従ってください．

です・ます調を使い，親しみやすい文体で書いてください．
専門用語や外来語を使う場合は，中学生にもわかるよう平易な言葉で説明を加えてください．
一般読者にとって有益になるよう配慮してください．

✳ Claude

承知しました．アップロードされた文書の内容をもとに，アトピー性皮膚炎に関する一般の方向けの医療情報を，指定された条件に従って X のポストとして 10 個作成します．

1. アトピー性皮膚炎は，免疫系のバランスが崩れて起こる慢性的な皮膚の炎症です．特に「Th2 細胞」という免疫細胞が過剰に働くことが原因の一つです．お肌の痒みや赤みの元凶なんです．
2. アトピーさんの皮膚では，「サイトカイン」という物質のバランスが崩れています．これは体の細胞同士がやりとりする「メッセージ」のようなもので，このバランスの乱れが炎症を引き起こすんです．
3. 皮膚のバリア機能の低下もアトピー性皮膚炎の特徴です．お肌の「守り」が弱くなると，刺激物や細菌が入りやすくなります．年齢とともに変化しますが，ケアは大切です．
4. アトピーさんの皮膚では，常在菌のバランスが崩れています．これを「マイクロバイオーム」の乱れと呼びます．お肌の「善玉菌」と「悪玉菌」のバランスが大切なんですね．
5. アトピー性皮膚炎には遺伝的な要因もあります．でも，遺伝子だけでなく環境要因も大きいんです．両親がアトピーでも，適切なケアで症状を軽減できる可能性がありますよ．

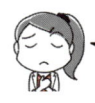
なるほど．書く手間は省けましたけれども，これらの文章では医療系インフルエンサーになれないと思います．インパクトにかけます

アイさん厳しいですね．確かにそのとおりです．そこで，追いプロです

追いプロ！　その言葉，先生しか使ってないと思います（笑）

いいんです！　追いプロで，以下を入力してみましょう

 プロンプト
あなたの今の回答は以下の項目（内容の明確さと論理性，表現力と文体，構成と展開）に関して5段階評価の3です．5段階評価の5に近づくようにやり直してください．

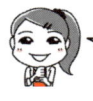
生成AIにダメ出しするんですね！

そうです．これはさまざまな場面で使えます．回答のクオリティを上げたいとき，「もっとよくして」と指示を出すより効果的といわれています．「今の回答は60点なので100点にしてください」というプロンプトが有名ですね．他にも，文章の切り口を変えるために最初のプロンプトで思考法を示す方法もあります．たとえば「水平思考で回答してください」とか，「批判的思考でまとめてください」とか．たくさんあるので以下，一覧を載せておきます

プロンプトで示す思考法一覧

水平思考	直線的・論理的な思考パターンを避け，新しいアプローチや視点を取り入れる. 例：「通常とは異なる視点からこの問題を捉え直すにはどうすればよいか？」
逆説的思考	問題やテーマに対して，通常とは逆の見方や結論を考える. 例：「もし，この仮定が間違っているとしたら，どんな結論になるだろうか？」
類推的思考	似た状況や概念を使って，新しい視点を得る. 例：「この状況を別の分野に置き換えたら，どのように理解できるだろうか？」
収束的思考	多様なアイデアや情報を絞り込み，具体的な結論や解決策を導く. 例：「これらの要素から，最も有効な解決策は何か？」
発散的思考	多様な可能性やアイデアを生み出し，既存の枠を超える. 例：「これについて考えるとき，どんな別の可能性があるだろうか？」
批判的思考	仮定や前提を疑い，根本的な問題を洗い出す. 例：「この主張の弱点や反証は何か？」
創造的思考	独自のアプローチや新しいアイデアを探求する. 例：「この問題に対して，従来とは異なる解決策は何か？」
歴史的思考	過去の事例やパターンを用いて，現在の問題に対する洞察を得る. 例：「この状況は，過去のどの事例に似ているだろうか？」
システム思考	問題を全体的に捉え，複数の要素間の相互関係を理解する. 例：「この要素が他にどのような影響を与えるか？」
価値観に基づく思考	倫理や価値観を考慮して判断する. 例：「この決定は，私の価値観や倫理にどのように一致するか？」
未来志向の思考	将来の結果や影響を予測し，それに基づいて現在の行動を計画する. 例：「この選択が将来にどのような影響を与えるか？」

こんなふうにさまざまな思考法を取り入れて，医療情報を発信していくと一味違ったインフルエンサーになれると思う．ただし，発信する情報に間違いがないかチェックするのを忘れずに！

おーつか先生のプロンプト 1

あなたは日本トップレベルの医療系インフルエンサーです．アップロードした書類の内容をもとに，X (旧ツイッター) で，一般の方に有益な医療情報を 100 文字以上 140 文字以内のポストとして 10 個作成してください．その際，以下の条件に従ってください．

\# です・ます調を使い，親しみやすい文体で書いてください．
\# 専門用語や外来語を使う場合は，中学生にもわかるよう平易な言葉で説明を加えてください．
\# 一般読者にとって有益になるよう配慮してください．

おーつか先生のプロンプト 2

あなたの今の回答は以下の項目 (内容の明確さと論理性，表現力と文体，構成と展開) に関して 5 段階評価の 3 です．5 段階評価の 5 に近づくようにやり直してください．

おーつか先生のプロンプト 3

あなたは日本トップレベルの医療系インフルエンサーです．○○について，X (旧ツイッター) で，一般の方に有益な医療情報を 100 文字以上 140 文字以内のポストとして 10 個作成してください．その際，○○思考を用いてください．

Artifacts 機能を使って，プログラミング素人が医療系アプリを開発する

研究で心が病んでいるアイさんに今日はまた別の息抜きを教えましょう

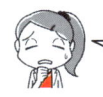 大学院がこんなにつらいとは思いませんでした…

大学院では人間力を試されますからね．でも，ちゃんと山を登りきれば見える景色が変わります．頑張ってください

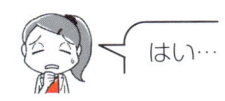 はい…

今日は Claude の Artifacts 機能を使って，医療系アプリを開発してみましょう

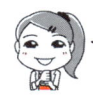 なんか面白そう

まずは Artifacts 機能について，Claude に解説してもらいますね

 プロンプト
Artifacts 機能について解説してください．

☀ Claude

Artifacts 機能は，Claude 3.5 の新しい機能で，AI との対話をより豊かで効果的な
ものにする革新的な機能です．以下に Artifacts 機能の主な特徴と利点をまとめま
す：

1. 定義：Artifacts とは，Claude との会話の中で生成される独立したコンテンツ
   のことを指します．これらには，コードスニペット，ドキュメント，図表，
   SVG などが含まれます．

2. 主な特徴：
   - コードの生成だけでなく，その実行結果として生まれるゲームやグラフなど
     をプレビュー表示してくれる機能です．
   - リアルタイムで生成され，即座に結果を確認することができます．
   - 専用のウィンドウに表示されるため，会話の流れを妨げることなく内容を確
     認できます．

3. 利点：
   - ユーザーエクスペリエンス（UX）の向上：Artifacts 機能は，対話型 AI におけ
     る「UX 革命」と呼ばれるほど，ユーザーと AI のインタラクションを改善しま
     す．
   - 視覚的な理解の促進：コードやデータの結果を即座に視覚化することで，
     ユーザーの理解を助けます．
   - 効率的な作業：生成されたコンテンツをリアルタイムで確認できるため，作
     業の効率が向上します．

4. 活用例：
   - 簡易 ToDo アプリの作成：Artifacts 機能を使って，対話の中でアプリケー
     ションを設計し，即座に結果を確認することができます．
   - データの可視化：グラフや図表を生成し，データ分析の結果をリアルタイム
     で確認できます．
   - コードのデバッグ：生成されたコードの実行結果をすぐに確認できるため，
     デバッグが容易になります．

Artifacts 機能は，Claude 3.5 Sonnet のリリースと同時に導入され，AI とのイン
タラクションをより直感的で生産的なものにしています．

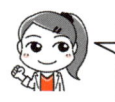
自分が開発したアプリを，Claude の画面上で動作確認できるとい
うことですね

そのとおりです．実際にやってみましょう．Claude の Settings で Enable artifacts をオンにしておきます

Claude ⚙ Settings

Profile		
Billing	Full name	
Account	Atsushi Otsuka	
	What should we call you?	
	Atsushi	
		Update Name

What best describes your work?

Select your work function ⌄

Show prompt suggestions
We'll show examples of starter prompts you can use based on your role

Enable artifacts
Ask Claude to generate content like code snippets, text documents, or website designs, and Claude will create an Artifact that appears in a dedicated window alongside your conversation.

これで作りたいアプリを指示すれば OK です．アイさんはどんな医療系アプリを作りたいですか？

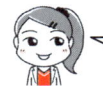 私は外来でアトピーの重症スコアを自動計算するアプリが欲しいです

ではさっそく作ってもらいましょう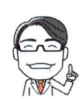

 プロンプト
アトピー性皮膚炎の EASI スコアを計算するアプリを作成してください．

 Claude
はい，アトピー性皮膚炎の EASI(Eczema Area and Severity Index)スコアを計算する React アプリケーションを作成しましょう．このアプリケーションでは，体の4つの部位(頭部/頸部，体幹，上肢，下肢)について重症度と範囲を入力し，最終的な EASI スコアを計算します．

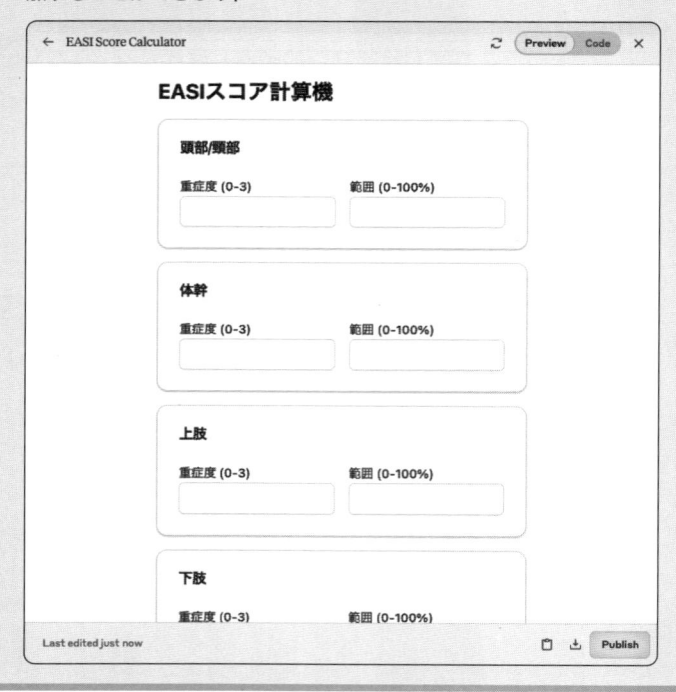

EASI Score Calculator
`</>` Click to open component

この React コンポーネントは，EASI スコアを計算するための簡単なアプリケーションです．以下の特徴があります：

1. 4 つの体の部位（頭部/頸部，体幹，上肢，下肢）それぞれに対して，重症度と範囲を入力できます．
2. 重症度は 0 から 3 までの小数点 1 桁まで，範囲は 0 から 100% までの整数で入力できます．
3. 入力値が変更されるたびに，EASI スコアが自動的に再計算されます．
4. 最終的な EASI スコアは，小数点 1 桁まで表示されます．

このコンポーネントは，Tailwind CSS と shadcn/ui コンポーネントを使用してスタイリングされています．使いやすいインターフェースで，医療専門家が EASI スコアを簡単に計算できるようになっています．

アプリケーションをさらに改善したい場合や，特定の機能を追加したい場合は，お知らせください．例えば，スコアの解釈や，過去のスコアを保存する機能などを追加することができます．

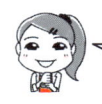 わー，すごい！　でも，重症度がちょっと違いますね

そうですね．修正してもらいましょう

 プロンプト

以下の点を修正してください．皮疹の重症度に関しては，それぞれの徴候（紅斑，浮腫/丘疹，搔破痕，苔癬化）の程度を 0～3 点で評価する．中間の値（1.5 と 2.5）は使用可能だが，0.5 は用いない．それぞれの徴候の合計点に面積スコアをかけ，係数をかけたものが部位スコアとなる．部位スコアの合計が EASI スコアとなり，0～72 点までで評価される．

 Claude

ご指摘ありがとうございます．EASI スコアの計算方法を正確に反映するように，アプリケーションを修正いたします．皮疹の重症度を 4 つの徴候（紅斑，浮腫/丘疹，搔破痕，苔癬化）ごとに評価し，面積スコアと係数を適切に計算に組み込みます．

> **Revised EASI Score Calculator**
> Click to open component

このアプリケーションに以下の修正を加えました：

1. 各体の部位について，4 つの徴候（紅斑，浮腫/丘疹，搔破痕，苔癬化）それぞれの重症度を 0～3 点で評価できるようにしました．
2. 重症度の選択肢に中間値（1.5 と 2.5）を含め，0.5 は除外しました．
3. 面積スコアを 0-6 の範囲で正確に計算するよう calculateAreaScore 関数を追加しました．
4. EASI スコアの計算方法を修正し，各部位の 4 つの徴候の合計点に面積スコアと係数をかけて計算するようにしました．

これらの変更により，EASI スコアの計算がより正確になり，0-72 点の範囲で評価されるようになりました．

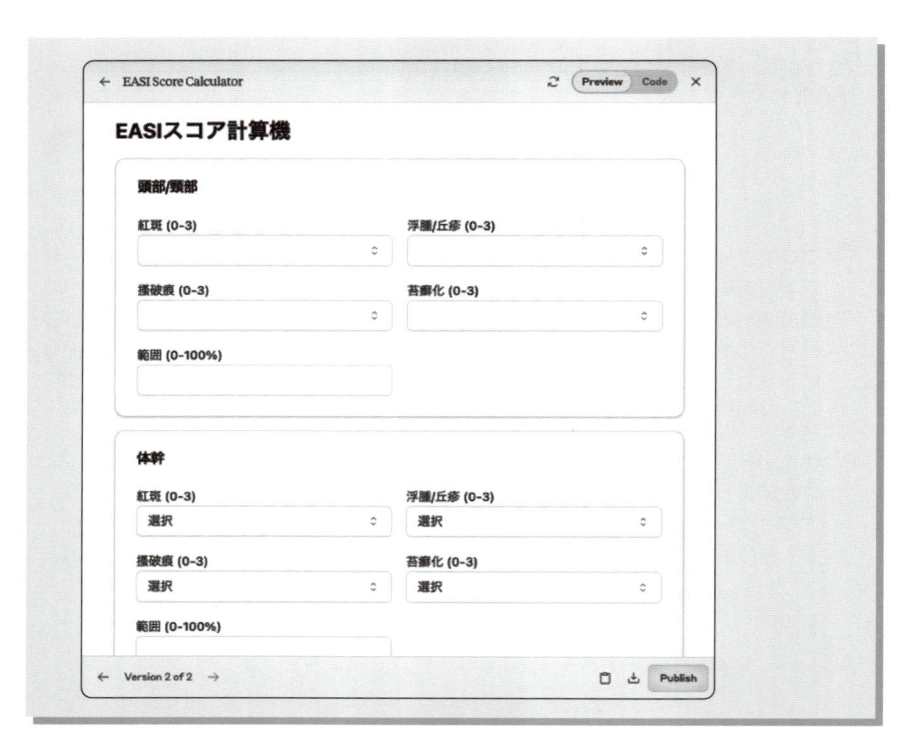

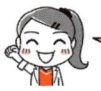 ちゃんとできました！　あ，このまま使えるんですね！

しかも右下の Publish ボタンを押せば，全世界にこのアプリを公開することができる．リンクもあるから，Claude 内で再利用可能です

Artifact published   ✕

Published（Public）
Anyone on the web with the link can view the
Artifact only. Your chat will remain private.

https://claude.site/artifacts/9f4edbc1-5695…   **Copy Link**

Unpublish   Once Artifact is unpublished, it cannot be
republished. A new Artifact must be created.

 自分が普段使うオリジナルのアプリができるわけですね

そう．ところで，アイさんはプログラミングできますか？

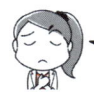 いいえ．まったくわかりません

そういう人には，Claude の Artifacts 機能は便利だし，一から
プログラミングを学びたい人にもよいと思います！

 プロンプト
今回使用したプログラミングのコードについて，初心者にもわかるように解説して
ください．

 Claude
もちろんです．この React アプリケーションについて，初心者にも分かりやすいよ
うに解説いたします．
まず，大きな構造から説明していきましょう：

1. インポート部分：

```javascript
import React, { useState } from 'react';
import { Card, CardContent, CardHeader, CardTitle } from '@/component
import { Label } from '@/components/ui/label';
import { Input } from '@/components/ui/input';
import { Select, SelectContent, SelectItem, SelectTrigger, SelectValu
```

これらの行で，必要な React ライブラリと UI コンポーネントをインポートしています．useState は React の機能で，コンポーネント内で状態（データ）を管理するために使用します．

2. BodyPart コンポーネント：

```javascript
const BodyPart = ({name, weight, onChange}) => {
  // ...
}
```

これは，体の各部位（頭部/頸部，体幹，上肢，下肢）の入力フォームを作成する再利用可能なコンポーネントです．

こんな感じでできあがったアプリをもとに，一からプログラミングを学ぶことができる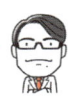

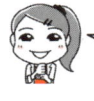 これなら私にもできそうな気がします！

 おーつか先生のプロンプト 1

Artifacts 機能について解説してください．

おーつか先生のプロンプト 2

アトピー性皮膚炎の EASI スコアを計算するアプリを作成してください.

 おーつか先生のプロンプト 3

以下の点を修正してください. 皮疹の重症度に関しては, それぞれの徴候（紅斑, 浮腫/丘疹, 掻破痕, 苔癬化）の程度を 0〜3 点で評価する. 中間の値（1.5 と 2.5）は使用可能だが, 0.5 は用いない. それぞれの徴候の合計点に面積スコアをかけ, 係数をかけたものが部位スコアとなる. 部位スコアの合計が EASI スコアとなり, 0〜72 点までで評価される.

 おーつか先生のプロンプト 4

今回使用したプログラミングのコードについて, 初心者にもわかるように解説してください.

4章

その他 LLM，動画系生成 AI などの次世代 AI

自分のパソコンに生成 AI を実装して個人情報を気にせず使う方法

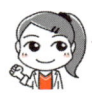
先生，患者さんの個人情報を気にせずに生成 AI に文章を作成してもらいたいです

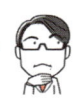
うーん，できないことはないけど，ハイスペックなパソコンが必要になるよ

仕事が効率化できるなら，高いパソコンを買うのも惜しみません！

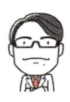
では，一応やりかたを簡単に教えよう．今回は複雑な作業になるので，時間の都合上，大枠だけ説明しますね．わからない部分は，その都度，生成 AI に聞いてください

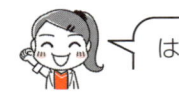
はい！

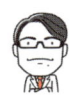
アイさんは，ローカル LLM ってわかるかな？

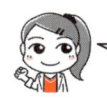
わからないので，ChatGPT に聞いてみます！

 プロンプト
ローカル LLM ってなんですか？

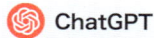 **ChatGPT**

ローカル LLM とは，「ローカルラージランゲージモデル」(Local Large Language Model)の略で，ユーザーが自分のコンピュータやサーバー上で動かすことができる大規模な言語モデルのことを指します．これらのモデルは通常，クラウドベースのサービスではなく，ユーザー自身のデバイスや環境で実行されるため，「ローカル」と呼ばれます．

ローカル LLM にはいくつかの利点があります：

1. **プライバシー保護**：データが外部のサーバーに送信されないため，ユーザーのプライバシーが保護されます．
2. **カスタマイズ性**：モデルを特定の用途やニーズに合わせて調整やカスタマイズすることが容易です．
3. **ネットワーク依存なし**：インターネット接続がなくても動作するため，どんな環境でも利用できます．
4. **コスト削減**：クラウドサービスを利用する場合と比較して，ランニングコストが削減されることがあります．

ただし，ローカル LLM を動かすためには，高性能なハードウェアや大容量のメモリが必要になる場合が多く，技術的な知識も求められることがあります．ローカル LLM の例としては，Meta の LLaMA や，Hugging Face が提供する各種モデルがあります．

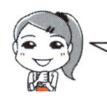 なるほど．ローカル LLM ができたら便利そうです

では，このローカル LLM を自分のパソコンで動かす手順を教えてもらおう．すべてオフラインでできるように進めていくよ

 プロンプト

ローカル LLM を自分の PC で実装できるように，step by step で手順を解説してください．ただし，VSCode*1 を使用し，ELYZA-japanese-Llama-2-7b*2 で動かすとします．

---

*1　VSCode(Visual Studio Code)は，Microsoft 社が開発・提供している無料で高機能なソースコードエディタ．さまざまなプログラミング言語に対応し，拡張機能も豊富で，開発を効率化できる．

*2　ELYZA-japanese-Llama-2-7b は，ELYZA が開発した 70 億パラメータを持つ日本語の大規模言語モデル(LLM)．

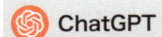 **ChatGPT**

「ELYZA-japanese-Llama-2-7b」を使用して，ローカル LLM を Visual Studio Code(VSCode)上で実装する手順を以下に説明します．

手順 1：必要なハードウェアとソフトウェアの準備
1. **ハードウェア**：
    - GPU：NVIDIA 製 GPU(VRAM 16GB 以上を推奨)．
    - RAM：32GB 以上推奨．
2. **ソフトウェア**：
    - **Python**：Python 3.8 以上がインストールされていることを確認します．
    - **VSCode**：最新版の Visual Studio Code をインストールします．
    - **CUDA**：NVIDIA GPU を使用する場合，CUDA Toolkit と cuDNN が正しくインストールされていることを確認します．

手順 2：VSCode のセットアップ
1. VSCode を開き，Python 拡張機能をインストールします．
    - VSCode の拡張機能マーケットプレイスから「Python」を検索し，インストールします．
2. Python の仮想環境を作成し，VSCode で使用します．
    - VSCode のターミナルを開きます('**Ctrl + '**)を押します．
    - 仮想環境を作成します．

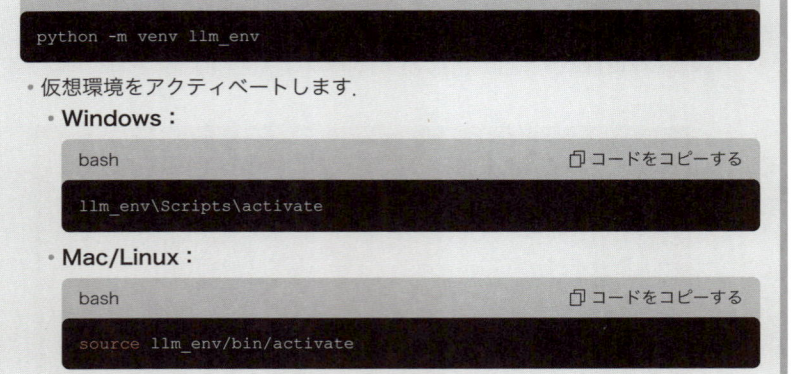

```bash
python -m venv llm_env
```

- 仮想環境をアクティベートします．
    - **Windows：**

    ```bash
    llm_env\Scripts\activate
    ```

    - **Mac/Linux：**

    ```bash
    source llm_env/bin/activate
    ```

3. 仮想環境が有効化された状態で，必要な Python ライブラリをインストールします．

```bash
                                                    コードをコピーする
pip install torch torchvision torchaudio
pip install transformers
pip install accelerate
pip install datasets
```

PyTorch のインストール時には，CUDA 対応のバージョンを選んでください．
公式 PyTorch のインストールページでコマンドを生成できます．

手順 3：ELYZA-japanese-Llama-2-7b モデルのダウンロード

1. Hugging Face から「ELYZA-japanese-Llama-2-7b」モデルをダウンロードします．

```python
                                                    コードをコピーする
from transformers import AutoModelForCausalLM, AutoTokenizer

model_name = "elyza/ELYZA-japanese-Llama-2-7b"
tokenizer = AutoTokenizer.from_pretrained(model_name)
model = AutoModelForCausalLM.from_pretrained(model_name)
```

Hugging Face のトークンが必要な場合は，アクセストークンを取得し，環境
変数 `'HUGGINGFACE_TOKEN'` に設定します．

手順 4：モデルの実行

1. VSCode 内で Python スクリプトを作成し，以下のコードを貼り付けます．

```python
                                                    コードをコピーする
from transformers import AutoModelForCausalLM, AutoTokenizer

model_name = "elyza/ELYZA-japanese-Llama-2-7b"
tokenizer = AutoTokenizer.from_pretrained(model_name)
model = AutoModelForCausalLM.from_pretrained(model_name)

input_text = "こんにちは，世界！"
inputs = tokenizer(input_text, return_tensors = "pt")
outputs = model.generate(inputs['input_ids'], max_length=50)
generated_text = tokenizer.decode(outputs[0], skip_special_tokens=True)

print(generated_text)
```

2. このスクリプトを保存し，VSCode のターミナルで以下のコマンドを実行して，
モデルを実行します．

```bash
                                                    コードをコピーする
python your_script_name.py
```

これにより，入力された日本語テキストに対して「ELYZA-japanese-Llama-2-7b」モデルが応答を生成します．

手順 5：GPU の利用とパフォーマンスの最適化

1. GPU を使用するために，モデルを CUDA に転送します．

```python
model = model.to('cuda')
```

2. 高速化のために `'accelerate'` ライブラリを使用します．

```python
from accelerate import Accelerator

accelerator = Accelerator()
model, tokenizer = accelerator.prepare(model, tokenizer)
```

手順 6：カスタマイズや追加の機能

1. モデルのカスタマイズや微調整が必要な場合は，`'datasets'` ライブラリを用いてデータセットをロードし，`'Trainer'` クラスを使用してトレーニングを行うことができます．

```python
from transformers import Trainer, TrainingArguments

training_args = TrainingArguments(
    output_dir = "./results",
    per_device_train_batch_size=2,
    num_train_epochs=1
)

trainer = Trainer(
    model = model,
    args = training_args,
    train_dataset = your_dataset
)

trainer.train()
```

これで，VSCode を使用して「ELYZA-japanese-Llama-2-7b」をローカルで実装し，モデルを実行するための基本的な手順が完了です．

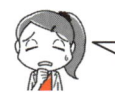 わたしにはちょっと難しすぎるかも…

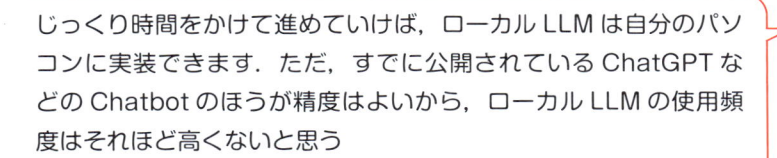

じっくり時間をかけて進めていけば，ローカル LLM は自分のパソコンに実装できます．ただ，すでに公開されている ChatGPT などの Chatbot のほうが精度はよいから，ローカル LLM の使用頻度はそれほど高くないと思う

まだ発表していない研究内容をまとめてもらうのには便利ですね

そう．あとは，ディスカッションの書き起こしにもローカル LLM は便利だと思う．アイさんは確か，教授とのディスカッション内容をまとめておきたいと言ってたよね

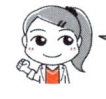

はい！

Google AI Studio を使うと精度が高いけど，実験内容などの秘密情報がネット上に漏れてしまうリスクがある．そこで，「Whisper」という OpenAI が開発した音声認識モデルをローカルで動かせば安心だよ

 プロンプト
同様に Whisper を実装したいので，step by step で解説してください．

（回答略）

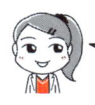

ローカル LLM ができると，どんな情報も扱えて便利ですね

うん．ただここまで個人がやるべきかどうかはぼくにはわからない．ぼくもローカル LLM を自分の PC に実装しているけれど，使用頻度は低い．ぼくらは医師であってプログラマーやエンジニアではないからね．誰かが開発してくれたツールを使いこなすほうが，時間は有効かもしれないよ

> **！ ここがポイント**
>
> ローカル LLM を実装すれば，情報の種類を気にせずに生成 AI を使用することが可能．ただし，手間と時間がかかるため，興味がある人だけで十分だろう．

> **おーつか先生のプロンプト 1**
>
> ローカル LLM ってなんですか？

> **おーつか先生のプロンプト 2**
>
> ローカル LLM を自分の PC で実装できるように，step by step で手順を解説してください．ただし，VSCode を使用し，ELYZA-japanese-Llama-2-7b で動かすとします．

> **おーつか先生のプロンプト 3**
>
> 同様に Whisper を実装したいので，step by step で解説してください．

ChatGPT, Gemini, Claude などすべての生成 AI の回答を比べる（Poe の使いかた）

今日は生成 AI 大集合のプラットフォームをサクッと教えましょう

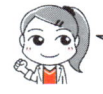 はい！　よろしくお願いします！

知る人ぞ知る，Poe（ポー）です

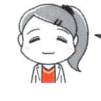 名前がユニークですね！（笑）

Poe のすごいところは，あらゆる生成 AI をお試しで使えるとこ
ろ．たとえば，これまで紹介した ChatGPT，Gemini，Claude
の有料版も，回数制限はあるものの無料で使えます

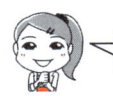 わー，それは便利かも！

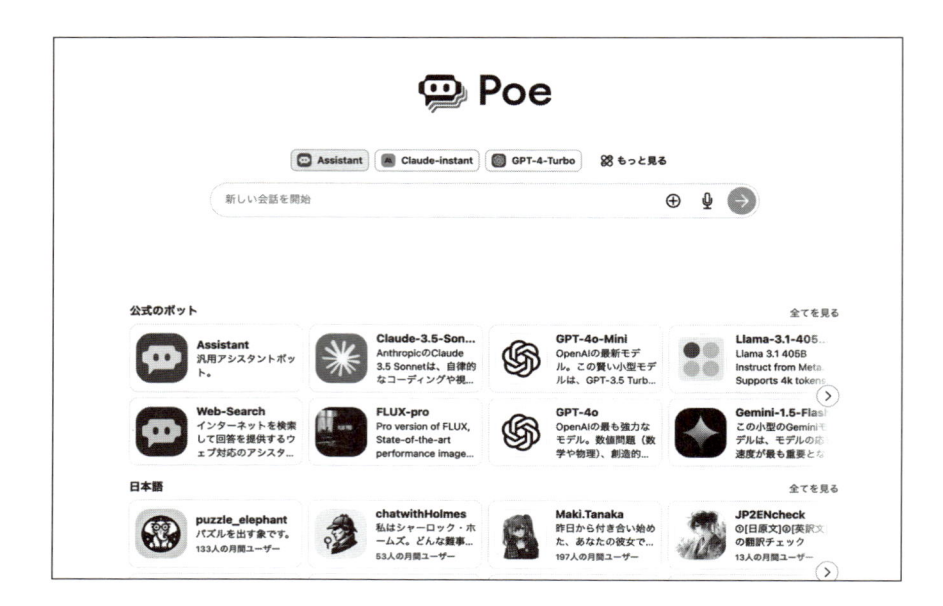

答えが比較できるのも便利だと思う．たとえば，「医療における生成 AI の今後を予想してください」というプロンプトに対して GPT-4o は以下のような回答になる

 プロンプト
医療における生成 AI の今後を予想してください．

 ChatGPT-4o Poe
医療における生成 AI の今後の展望については，いくつかの重要なポイントが考えられます．

1．診断支援
生成 AI は，患者データや画像診断を分析し，医師に診断の補助情報を提供する能力が向上するでしょう．これにより，特に初期段階の病気の早期発見が期待されます．
2．パーソナライズド医療
患者の遺伝情報や生活習慣を基にした個別化医療の提供が可能になります．生成 AI は，治療プランを個々の患者に最適化する手助けをします．
3．医療コンテンツの生成
医療情報の自動生成や要約，翻訳を行うことで，医療従事者や患者がアクセスしやすい形で情報を提供します．

4. バーチャルヘルスアシスタント

患者の質問に答えたり，症状をモニタリングしたりする AI アシスタントが普及するでしょう．日常的な健康管理がより効率的になります．

5. 創薬の加速

AI は新薬の開発プロセスを効率化し，新しい治療法の発見を促進します．データ分析を通じて，候補化合物の特定や臨床試験のデザインが改善されます．

6. 倫理的・法的課題

AI の利用には倫理的および法的な課題も伴います．データのプライバシー保護や AI の意思決定の透明性が求められます．

これらの進展により，医療はより効率的で効果的になると期待されますが，適切な規制と倫理的配慮が重要です．

これを他の生成 AI で比較することができるんだ．「比較する」をクリックしてもいいし，ホーム画面に戻って別の生成 AI を選んだっていい

 プロンプト

医療における生成 AI の今後を予想してください．

✴ Claude-3.5-Sonnet Poe

医療における生成 AI の今後については，非常に興味深い展開が予想されます．以下に主な点をまとめました：

1. 診断支援：
   画像診断や症状分析において，AI が医師の診断を補助する役割が拡大すると考えられます．特にレアケースの識別や早期発見に貢献する可能性があります．
2. 個別化医療：
   患者の遺伝情報やライフスタイルデータを分析し，個々に最適な治療法を提案する AI システムの発展が期待されます．
3. 創薬：
   新薬開発プロセスの効率化や，既存薬の新たな用途発見に AI が活用されると予想されます．
4. 医療記録管理：
   膨大な医療データを効率的に管理し，必要な情報を瞬時に抽出・分析する AI システムの普及が進むでしょう．
5. 遠隔医療：
   AI を活用した遠隔診断や治療モニタリングシステムの発展が見込まれます．

6. 医療教育：
   AIを用いたシミュレーションや個別化された学習プログラムが，医療従事者の教育に活用されるでしょう．
7. 予防医学：
   健康データの分析により，疾病リスクを予測し，個別化された予防策を提案するAIシステムの開発が進むと考えられます．
8. 倫理的課題：
   AIの判断の透明性や，個人情報保護などの倫理的問題への対応が重要な課題となるでしょう．

これらの展開により，医療の質の向上や効率化が期待される一方で，AI依存のリスクや人間の医療従事者との役割分担など，新たな課題も生じると予想されます．

さらに詳しい情報や特定の分野についての展開をお知りになりたい場合は，お申し付けください．

 生成AI同士の回答を同じサイトで比較できるのは便利ですね！

Poeを使って，自分の好みに合う生成AIを選んで課金するのもありだと思う

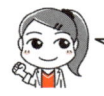 Poeそのものに課金してすべて使ってみてもいいですよね

それも確かにありですね

 ここがポイント

さまざまな生成AIを無料で使ってみたいならPoeがお勧め．

 おーつか先生のプロンプト

医療における生成AIの今後を予想してください．

複数の AI モデルを同時に動かし，珍しい病気を診断する

　Poe はさまざまな AI を試せる便利なプラットフォームだが，複数の AI の回答を同時に比較したい場合は他のツールも役立つ．特に，珍しい症例や複雑な問題に直面したとき，複数の AI の意見を並べて検討することで，より信頼性の高い情報が得られる可能性がある．そんなニーズに応えるツールとして，「天秤.AI」や「ChatHub」がある．

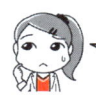 AI の嘘なんとかならないですか？

ハルシネーションですね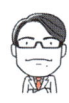

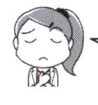 間違ったことを平然と言うのが私は許せません！

そうですね(笑)．たとえば，プロンプトに「ハルシネーションをなくしてください」とか「わからないことはハルシネーションを起こさず，わからない，と回答してください」と書けば少しはましになります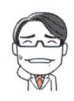

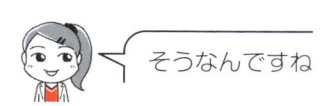 そうなんですね

あとは，複数の AI モデルに回答してもらって，自分で判断する方法もあります．お勧めなのが，無料で使える「天秤.AI」

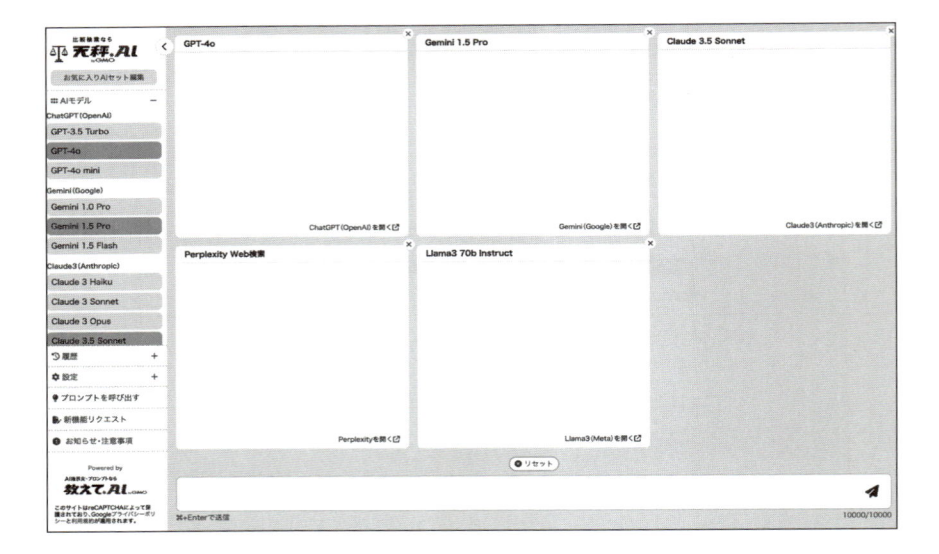

これは AI モデルを 5 つ左から選んで回答を比べることができる

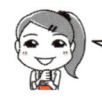

これだけ使えて無料なんて便利ですね！

同じように複数の AI を Google Chrome の拡張機能で使えるようになるのが「ChatHub（チャットハブ）」

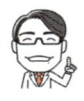

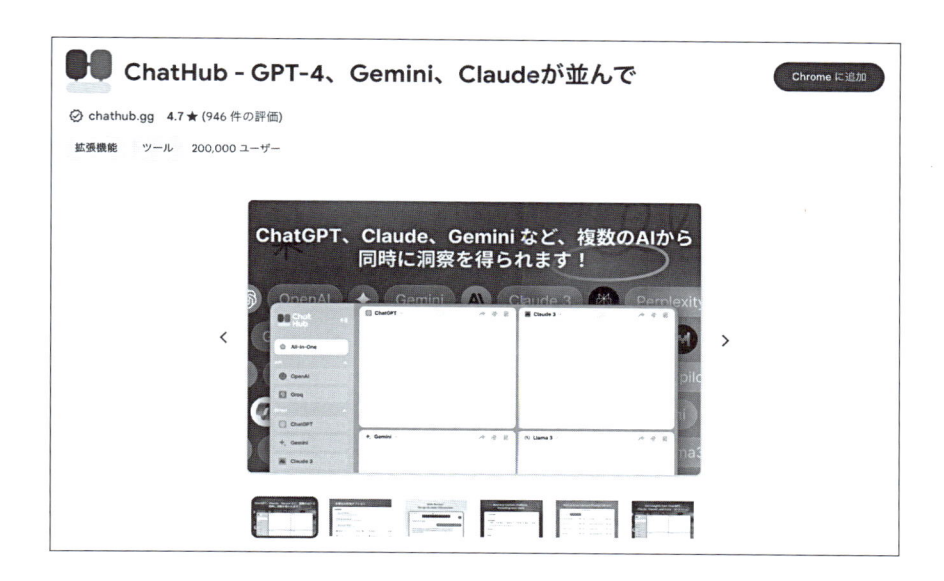

これは無料で２つの AI モデルを使うことができる

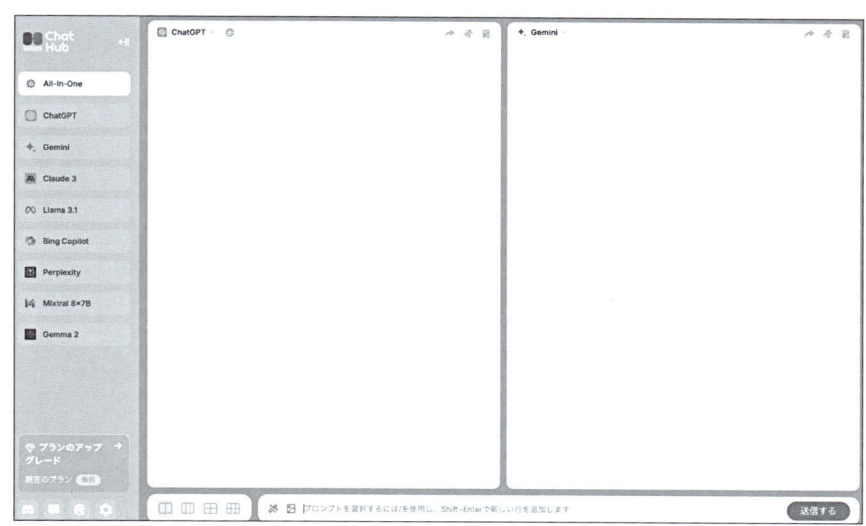

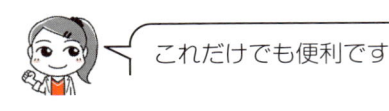
これだけでも便利です

さらに有料版を使うと，最先端の AI モデルを 6 つ並べて走らせることも可能なんだ

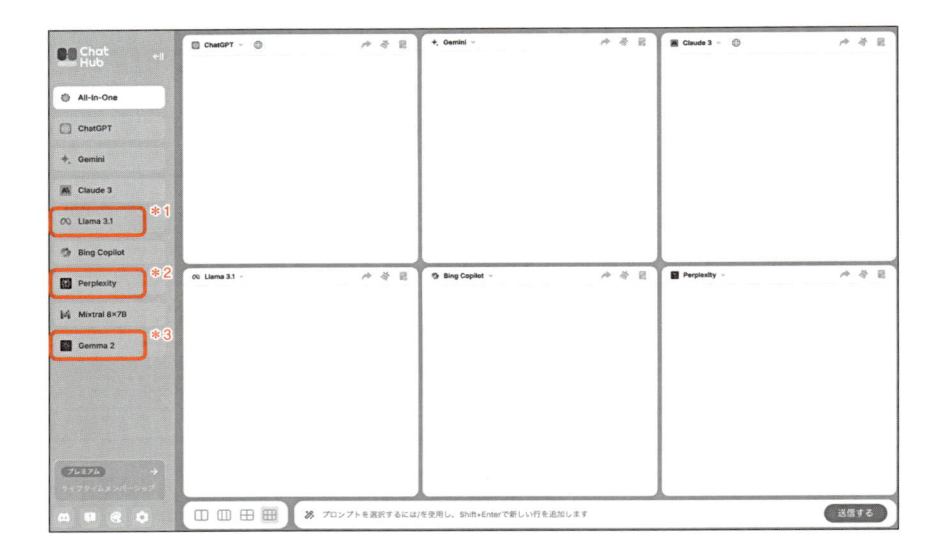

これだけ賢い AI モデルがそろっていると，珍しい病気も診断可能です

---

*1　Llama 3.1 405B は，Meta 社が開発したオープンソースの AI である．4050 億ものパラメータを持つ巨大なモデルであり，高い性能を誇る．しかし，商用利用には制限があるため，主に研究目的で利用されている．

*2　Perplexity Sona は，Perplexity AI 社が開発した AI で，正確な情報へのアクセスに重点を置いている．ウェブ検索や情報検索に優れており，最新の情報に基づいた回答を提供することができる．

*3　Gemma 2 は，Google が開発した AI．偏見を抑制し，有害な出力を避けるように設計されている．倫理的な問題に配慮した AI の開発という，現代社会における重要な課題に取り組んでいると言えるだろう．

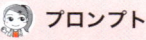
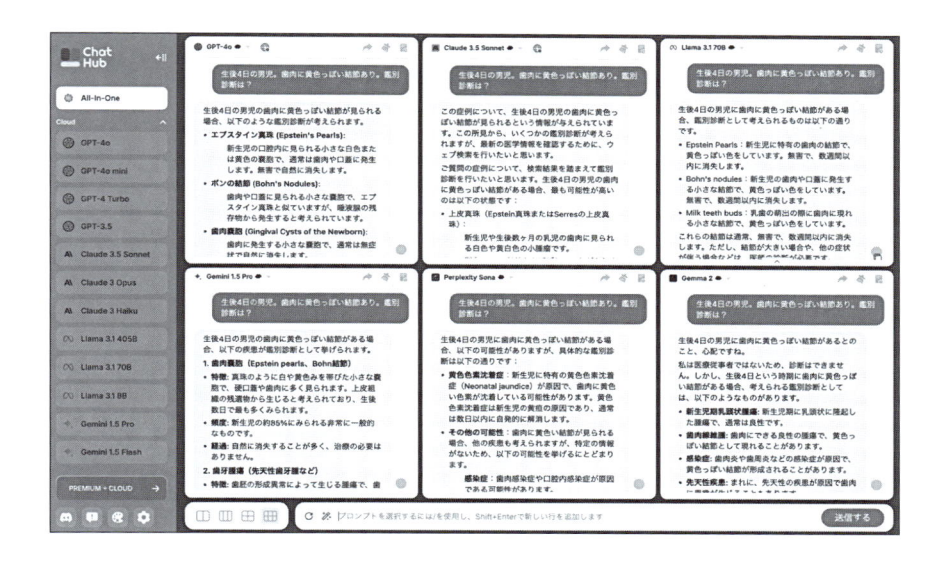

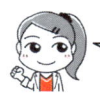
最近，調べ物をするときは ChatHub を使って回答を得ることが多いよ．ぼくは統計が苦手で勉強中なんだけど，ChatHub に質問して 6 つの答えを読めばだいたい理解できる

6 人の専門家に聞けるってことですもんね

そうだね．意見が割れるときもあるから，そのときは〇〇という回答と△△という回答があるけれども，どう違いますか？という追いプロ（追加のプロンプト）すればこちらの理解がさらに深まります

！ ここがポイント

AI モデルを同時に使える天秤.AI や ChatHub を活用して，ハルシネーション対策をしよう．

おーつか先生のプロンプト1

わからないことはハルシネーションを起こさず，わからない，と回答してください．

おーつか先生のプロンプト2

〇〇という回答と△△という回答があるけれども，どう違いますか？

7,000字の依頼原稿を15分で書き，10万字の教科書を半日で作る方法

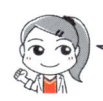
先生の『医師による医師のための ChatGPT 入門』売れてるみたいですね！　私も印税生活がしたいです！

いやー，本の印税だけでは生活はできないよ．医者だったら普通にバイトしたほうが収入もよいし

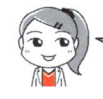
そうなんですか．先生は印税でウハウハ生活をしていると思ってました

そんなわけない(笑)．ぼくだって週1回のバイトに行ってます
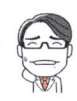

えー．夢がないです．でも，私は1回でいいから，本を出版して印税をもらってみたいです

売れるかどうかは別として，生成 AI があれば半日で10万字の教科書を作ることは可能だよ

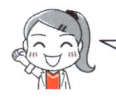
そうなんですか！　ぜひ教えてください！！

まず，教科書のテーマを決めよう．最終的に内容チェックを自分で行う必要があるので，自分の専門分野を選ぼう

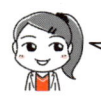

うーん，私は大学院でアレルギーの研究をしてるから，アトピーで教科書を書こうと思います

テーマが決まったら，ChatGPT に目次案を作成してもらいましょう

 プロンプト
あなたは優秀な皮膚科専門医であり，アレルギー専門医です．アトピー性皮膚炎をテーマにした一般内科医向けの教科書を作成予定です．目次案を提示してください．

ChatGPT
以下は，一般内科医向けのアトピー性皮膚炎をテーマにした教科書の目次案です．

目次
1. **序章：アトピー性皮膚炎の基本概念**
   - アトピー性皮膚炎とは
   - 疫学と発症メカニズム
   - アトピー性皮膚炎の臨床的特徴

2. **第 1 章：診断の基礎**
   - 初診時の問診と身体診察
   - アトピー性皮膚炎の診断基準
   - 鑑別診断：アトピー性皮膚炎と類似疾患

3. **第 2 章：アトピー性皮膚炎の病態生理**
   - 皮膚バリアの役割と異常
   - 免疫系の異常反応と炎症
   - 遺伝的要因と環境要因

4. **第 3 章：アトピー性皮膚炎の重症度分類**
   - 軽度，中等度，重度の分類方法
   - 重症度に応じた治療戦略
   - アトピー性皮膚炎の長期予後と管理

5. **第 4 章：内科医としての治療アプローチ**
   - スキンケアと保湿の基本
   - 局所ステロイドと非ステロイド外用薬
   - システム治療：免疫抑制薬とバイオ製剤
   - 内科的合併症とその管理

6. **第 5 章：アトピー性皮膚炎とアレルギー**
   - アレルギー検査の役割と解釈
   - 食物アレルギーとアトピー性皮膚炎の関係
   - アレルギー回避策とその実際

7. **第 6 章：ライフスタイルと環境因子の影響**
   - 生活習慣の見直しとアドバイス
   - ストレス管理と心理的サポート
   - 環境因子（気候，居住環境など）の影響と対策

8. **第 7 章：アトピー性皮膚炎患者の長期フォローアップ**
   - 長期フォローアップの重要性とアプローチ
   - 患者教育とアドヒアランス向上のための工夫
   - リスク管理：感染症，合併症，薬物副作用

9. **第 8 章：小児および高齢者のアトピー性皮膚炎**
   - 小児アトピー性皮膚炎の特徴と治療
   - 高齢者アトピー性皮膚炎の特徴と治療
   - 特殊な患者層への対応

10. **第 9 章：最新の研究と治療法の展望**
    - 最新の治療法とその実際
    - 進行中の臨床研究と将来の治療可能性
    - 個別化医療の可能性

11. **付録：資料とリソース**
    - 患者向け教育資料
    - 参考となるガイドラインと推奨文献
    - 主要なアトピー性皮膚炎の学会とリソース

この目次は，一般内科医がアトピー性皮膚炎に対する基本的な理解を深め，効果的な診断と治療を行うためのガイドラインを提供することを目的としています．

ここで気になる部分があれば修正や追加をしておくといい

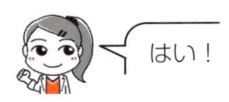 はい！

さて，できあがった目次案をもとに，いよいよ原稿を書いていくわけだけれども，この先はいくつかの方法がある．手間をかけてお金をかけないか，お金をかけて手間をかけないか，アイさんはどちらを選びますか？

 お金も手間もかけたくありません！

わかりました（笑）．では，「STORM（ストーム）」を使ってみましょう

STORM は無料で使える長文作成 AI です．だいたい 1 万字くらいまでの記事を作成してくれる．ChatGPT など他の生成 AI は，多くて 2,000 字や 3,000 字までだから，教科書の 1 章分を書くには STORM が便利

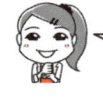 依頼原稿も STORM で書けちゃうということですね！　すごい！

さっそく第 1 章を書いてもらおう．STORM は 20 words 以内の英語応答なので，目次案の内容を ChatGPT に英語翻訳してもらうよ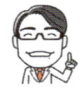

 プロンプト
序章を 20 words 以内の英語に翻訳してください．

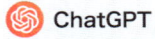
ChatGPT

Introduction to the basic concepts of atopic dermatitis：definition, epidemiology, clinical features, and pathophysiology.

で，これをコピーして，STORM を動かせばよい．中学英語でいいので，記事作成の目的も書いてね

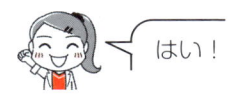
はい！

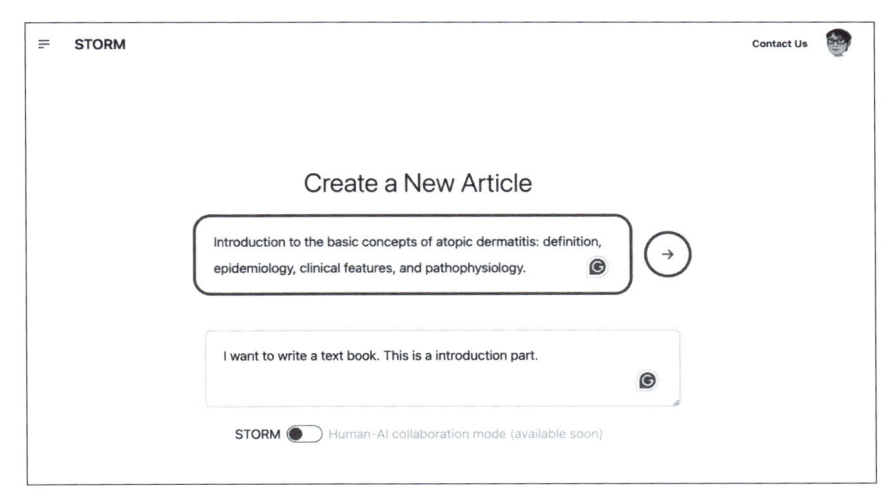

スタートするとこんな感じで動き出す

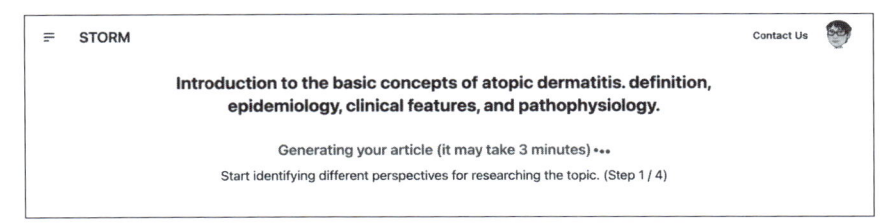

３分くらい待つと，記事が作成される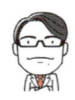

STORM Contact Us

Introduction to the basic concepts of atopic dermatitis. definition, epidemiology, clinical features, and pathophysiology.

🗨 See BrainSTORMing Process

summary

Atopic dermatitis (AD) is a chronic inflammatory skin disorder primarily characterized by itchy, dry, and scaly skin. It commonly manifests in childhood but can persist into adulthood, with many individuals experiencing recurrent flare-ups throughout their lives.[1] The condition is notable for its association with a compromised skin barrier, which increases susceptibility to environmental allergens and irritants, exacerbating symptoms and complicating management strategies.[2] Epidemiologically, atopic dermatitis affects an estimated 171 million people globally, representing approximately 2.23% of the population as of 2019.[3] While most cases are classified as mild to moderate, the disease burden is particularly significant in low- and middle-income countries where access to effective treatment is limited. This widespread prevalence underscores the need for ongoing research and healthcare resources to address the challenges posed by the condition.[3] The pathophysiology of atopic dermatitis is complex, involving a multifaceted interplay of genetic, environmental, and immunological factors. A key feature is the dysfunction of the skin barrier, leading to transepidermal water loss and enhanced allergen penetration, which aggravates inflammation.[2] Furthermore, environmental exposures and a history of hypersensitivity play critical roles in the disease's progression, highlighting the necessity for comprehensive treatment approaches.[2][4] Clinically, atopic dermatitis is identified by its distinctive rashes, which can vary in appearance according to skin tone. In lighter skin, rashes typically appear red, while in darker skin, they may present as brown, purple, or gray.[1] Although AD is generally not life-threatening, its impact on quality of life can be profound, influencing both physical comfort and psychological well-being due to visible skin lesions.[1]

🔲 Show as PDF

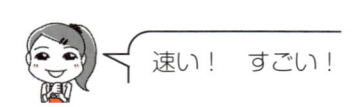
速い！ すごい！

引用文献もリンク先で教えてくれるから便利だよね．ただ，学術論文ではないところから引用している場合もあるので，ちゃんと確認しよう

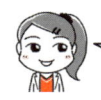
PDF でダウンロードできるんですね？

そのとおりです．「Show as PDF」をクリックすれば，PDF ファイルに変換されます．その PDF ファイルを生成 AI にアップロードして，「アカデミック・ライティングで日本語翻訳して」とプロンプトを打てば，あっという間に序章のできあがり……

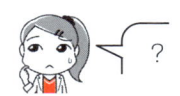

？

とはいかないのが生成 AI の難しいところ

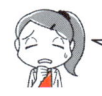

あれ？　やってみたけど，ChatGPT が勝手に要約しちゃって文字数が減ってます！

そうなんです．ぼくもいろいろとやってみたけど，生成 AI はわかりやすく説明し直すのが好きで，長文をそのまま翻訳してくれないことが多い

これじゃあ，教科書の原稿としては足りません！

ここで使ってほしいのが DeepL

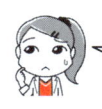

えー，DeepL ですか！　前回のワークショップで DeepL は翻訳精度が低いとおっしゃってましたけど，いいんですか？

あれから DeepL は次世代 LLM（Next-gen language model）を実装して，翻訳の精度が抜群によくなったんだ．ちなみにこの機能は有料版でしか使えないから注意が必要だね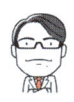

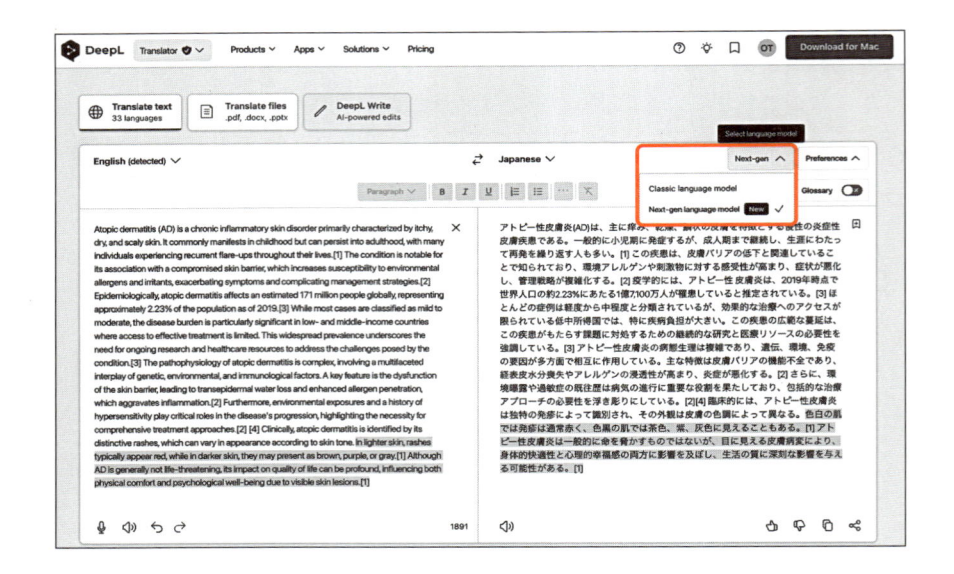

私は DeepL Pro を使っているので大丈夫です！

このように STORM からの DeepL という流れは，長文での原稿を書く際に有効だよ

7,000 字くらいの依頼原稿なら，15 分もかけずに書けちゃいますね

あとは各章を同じ手順で進めていけば，半日もあれば 10 万字の教科書ができちゃいます

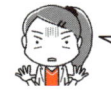
ひゃー．AI 時代の教科書の意味ってなに？と考えちゃいます

ちなみに，もう少しお金をかけると一回で 2 万字くらいの原稿が書けます

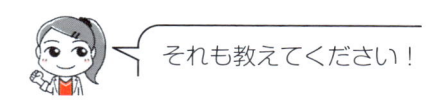 それも教えてください！

Google Colaboratory(コラボラトリー)で LongWriter(ロング
ライター)＊を使ってみよう

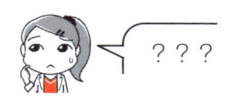 ？？？

Google 関連なので今回は Gemini に聞いてみるね

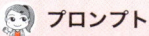 **プロンプト**
Google Colaboratory を使いたいです．セットアップから，無料版と有料版の違い
まで，初心者にもわかるように教えてください．

◆ **Gemini**
**Google Colaboratory 初心者向けガイド：セットアップから無料版と有料版の違
いまで**

Google Colaboratory(以下 Colab)は，ブラウザ上で Python などのコードを実行
できる便利なクラウドサービスです．機械学習やデータ分析を学びたい初心者の方
にもおすすめです．

1．セットアップ
Colab のセットアップは非常に簡単です．

1. **Google アカウント**：まず，Google アカウントが必要です．持っていない場合
   は作成しましょう．
2. **Colab にアクセス**：ブラウザで「Google Colaboratory」と検索し，公式サイト
   にアクセスします．
3. **ノートブックを作成**：「ファイル」→「ノートブックを新規作成」をクリックして，
   新しいノートブックを作成します．これで準備完了です！

2．Colab の使い方
Colab のノートブックは，コードを実行するための「セル」と，説明などを書くため
の「テキストセル」で構成されています．

＊　LongWriter は，数千〜数万語の長文コンテンツを生成することに特化した AI ライティング
　　ツール．

- **コードセル**：Python コードを入力し，Shift＋Enter キーで実行します．実行結果がセルの下に表示されます．
- **テキストセル**：Markdown 記法でテキストを入力できます．見出し，リスト，リンクなどを記述して，コードの説明などを書きましょう．

3. 無料版と有料版の違い

Colab は基本的に無料で利用できますが，より高度な機能を利用したい場合は有料プラン「Colab Pro」があります．

機能	無料版	Colab Pro
GPU/TPU へのアクセス	可能 （ただし制限あり）	より高性能な GPU/TPU への アクセス，長時間の実行が可能
メモリ	12 GB	最大 25 GB
バックグラウンド実行	不可	可能
優先顧客サポート	なし	あり

無料版でも十分な機能が利用できますが，機械学習などで大規模な計算を行う場合は Colab Pro の利用を検討しても良いでしょう．

4. 初心者向け Tips

- **サンプルコードを活用**：Colab には様々なサンプルコードが用意されています．「ファイル」→「ノートブックを開く」→「サンプル」から探してみましょう．
- **ショートカットキー**：Colab には便利なショートカットキーがたくさんあります．Ctrl＋M H でショートカットキーの一覧を表示できます．
- **コミュニティ**：Colab に関する情報は，公式ドキュメントやオンラインコミュニティでたくさん見つかります．困ったときは積極的に活用しましょう．

Colab を使いこなして，機械学習やデータ分析の世界を楽しみましょう！

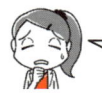 プログラミングですか？　私には絶対無理です！

ぼくも GPT4 が出る前はそう思ってました．でもいまの時代なら大丈夫．簡単なプログラミングなら，生成 AI に相談しながら進めれば動くから．「Google Colab（コラボ）」を使ってみて

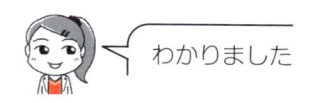わかりました

まずは「ノートブックを新規作成」をクリック

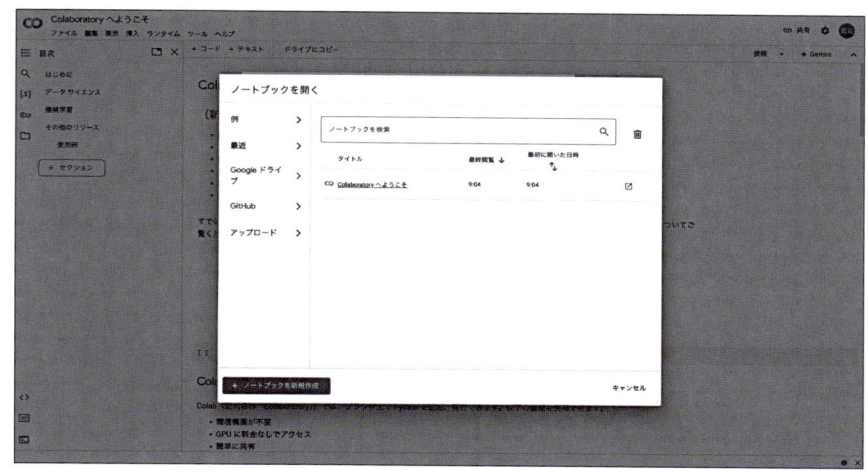

さて，ここで Google Colab Pro にしておくと GPU を使った高度な計算ができるようになる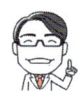

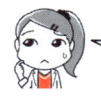ちょっとよくわかりません

簡単にいうと，ChatGPT みたいな LLM を自前で動かそうとするには，ハイスペックな機能が必要なんだ．Google Colab は有料版で，A100 GPU というのが使える．これで Google Colab 内で自分好みにカスタマイズした LLM が使えるようになる

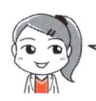なんとなくわかったような気がします

理解が追いつかない部分は，ChatGPT に聞きながら進めていく
とよい．これは，すべての作業にいえることです

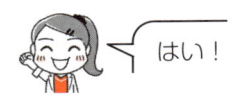 はい！

Google Corab Pro は月額 1,179 円だから，これからプログラミ
ングを学びたい人にお勧めです．Pro にすれば，「ランタイムのタ
イプを変更」から A100 GPU が選べるようになります

ランタイムのタイプを変更

ランタイムのタイプ

Python 3　▼

ハードウェア アクセラレータ (?)

○ CPU　　◉ A100 GPU　　○ L4 GPU　　○ T4 GPU

○ TPU v2

ハイメモリ 🔘

キャンセル　　保存

あとは，LongWriter を動かせばよい．以下のコードをすべてコ
ピペしてみて．三角印をクリックするとスタートするよ

```python
from transformers import AutoTokenizer, AutoModelForCausalLM

# モデルとトークナイザーのロード
model_name = "THUDM/LongWriter-llama3.1-8b"
tokenizer = AutoTokenizer.from_pretrained(model_name)
model = AutoModelForCausalLM.from_pretrained(model_name)

# 入力テキスト（指定の文字数とプロンプトを記載）
input_text = "Write a 10000-word What is the dermatologist's
diagnostic process?"
input_ids = tokenizer(input_text, return_tensors="pt").input_ids

#1000 トークンのテキストを生成するための設定
output = model.generate(
    input_ids,
    max_length = 25000,     # 生成するテキストの最大トークン数を 1000 に設定
    do_sample = True,       # サンプリングを有効にする
    temperature = 0.7,      # 温度パラメータで多様性を調整
    top_k = 50,             # 上位 k 個のトークンからサンプリング
    top_p = 0.95,           # 確率の累積が p になるまでのトークンからサンプリング
    repetition_penalty = 1.2   # 繰り返しを抑制
)

# 結果のデコード
generated_text = tokenizer.decode(output[0], skip_special_tokens
=True)
print(generated_text)
```

あれ？　エラーが出ちゃいました

ここで Gemini の出番です．「エラーの説明」をクリック

ValueError: `rope_scaling` must be a dictionary with two fields, `type` and `factor`, got {'factor': 8.0, 'high_freq_factor': 4.0, 'low_freq_factor': 1.0, 'original_max_position_embeddings': 8192, 'rope_type': 'llama3'}

config.json: 100%　　　　　　　　872/872 [00:00<00:00, 15.8kB/s]

次のステップ　エラーの説明

「次へ」と進んで利用規約に同意すれば，エラーの原因を Gemini が考えて提案してくれるよ

Colab の生成 AI

このお知らせと Google の<u>プライバシー ポリシー</u>では、Colab でのデータの取り扱いについて説明しています。以下の内容をよくご確認ください。

Colab の生成 AI 機能を使用すると、Google がメッセージ、関連コード、生成された出力、関連機能の使用情報、フィードバックを収集します。Google ではこのデータを、Google Cloud のようなエンタープライズ プロダクトを含め、Google のプロダクトやサービス、そして機械学習技術を提供、改善、開発する目的で使用します。

品質の向上とプロダクトの改善のため、メッセージや生成された出力、関連機能の使用情報やフィードバックについて、人間のレビュアーが読み取り、注釈を付け、処理を行う場合があります。**メッセージやフィードバックには、ご自身や他人を特定できるような機密情報（部外秘など）や個人情報を含めないでください。** データは最長 18 か月間保持されます。Google がデータ提供者を特定できない方法で保存され、削除リクエストには応じられなくなります。

Colab の生成 AI モデルは、英語と日本語でテストおよび検証されています。今後、他の言語でも検証される予定です。

キャンセル　　<u>次へ</u>

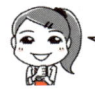 プログラミングの先生が隣にいながら，作業が進められるわけですね！

そのとおりです．エラーが出たら，AI に修正のコードを教えてもらって，それをコピペして実行して，ということを繰り返していくと，コードを理解してなくてもプログラミングができてしまうという

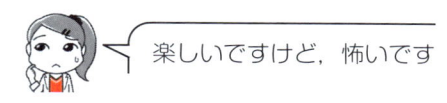

楽しいですけど，怖いです

これでプログラミングを動かして，30分から1時間くらいすると2万字近い原稿を書いてくれるわけだ

すごい時代になってきましたね

さらにいうと，ぼくは自分のPC（MacBook Pro M3 max）でLLMが動かせるようにしているため，LongWriterをPCのVSCode（127頁参照）で使える．ここまでくるとほとんど需要はないかもしれないけれど，ぼくが使っているコードも載せておくね

```python
from transformers import AutoTokenizer, AutoModelForCausalLM
import torch

# 仮想環境は Python 3.11.5('yenv': venv) を使用

# デバイスの設定：GPU が利用可能なら GPU を使用し，そうでなければ CPU を使用する
device = torch.device("cuda"if torch.cuda.is_available()else"cpu")

# トークナイザーのロード
tokenizer = AutoTokenizer.from_pretrained("THUDM/LongWriter-llama3.1-8b", trust_remote_code=True)

# モデルのロード
model = AutoModelForCausalLM.from_pretrained(
    "THUDM/LongWriter-llama3.1-8b",
    torch_dtype = torch.bfloat16,
    trust_remote_code = True,
    device_map = "auto"
).to(device)    # モデルをデバイスに移動

model = model.eval()
```

```python
# クエリの設定
query = "Write a 10000-word What is the dermatologist's diagnostic process?"
prompt = f"[INST]{query}[/INST]"

# 入力のトークナイズとデバイスへの移動
input = tokenizer(prompt, truncation=False, return_tensors="pt").to(device)

# コンテキストの長さの取得
context_length = input.input_ids.shape[-1]

# モデルによるテキスト生成
output = model.generate(
    **input,
    max_new_tokens=32768,
    num_beams=1,
    do_sample=True,
    temperature=0.5,
)[0]

# 出力のデコード
response = tokenizer.decode(output[context_length:], skip_special_tokens=True)

# 結果の表示
print(response)

# 指定されたデスクトップに生成されたテキストを保存
output_file = "/Users/otsuka/Desktop/generated_text.txt"

with open(output_file, "w", encoding="utf-8")as file:
    file.write(response)

print(f"Generated text has been written to{output_file}")
```

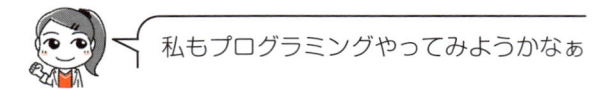 私もプログラミングやってみようかなぁ

うん．エラーが出たら生成 AI に聞いて修正していく．わからないところは生成 AI に聞く．これでプログラミングの勉強もできる

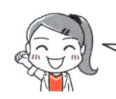 やってみます！

！ ここがポイント

ChatGPT で教科書の目次案を作成し，各章を STORM で作文．翻訳は DeepL の次世代 LLM（Next-gen language model）を使えば，7,000 字の依頼原稿を 15 分，10 万字の教科書は半日で書ける．

おーつか先生のプロンプト 1

あなたは優秀な皮膚科専門医であり，アレルギー専門医です．アトピー性皮膚炎をテーマにした一般内科医向けの教科書を作成予定です．目次案を提示してください．

おーつか先生のプロンプト 2

序章を 20 words 以内の英語に翻訳してください．

おーつか先生のプロンプト 3

Google Colaboratory を使いたいです．セットアップから，無料版と有料版の違いまで，初心者にもわかるように教えてください．

NoLang を使って医学教育用の ショート動画を作成する

 せんせー，論文読むのに疲れてきました…

大学院生は論文を読むのも大事な仕事だからね

 そうなんですけど，医療情報を楽に収集できる方法を教えてください！

どんどん横着になっていってるけど大丈夫かな（笑）．仕方ない，今日は論文の内容を1分くらいのショート動画で解説してくれる AI ソフトを紹介しよう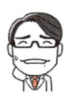

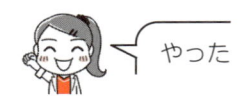 やった

アイさんにお勧めなのが NoLang（ノーラング）だ

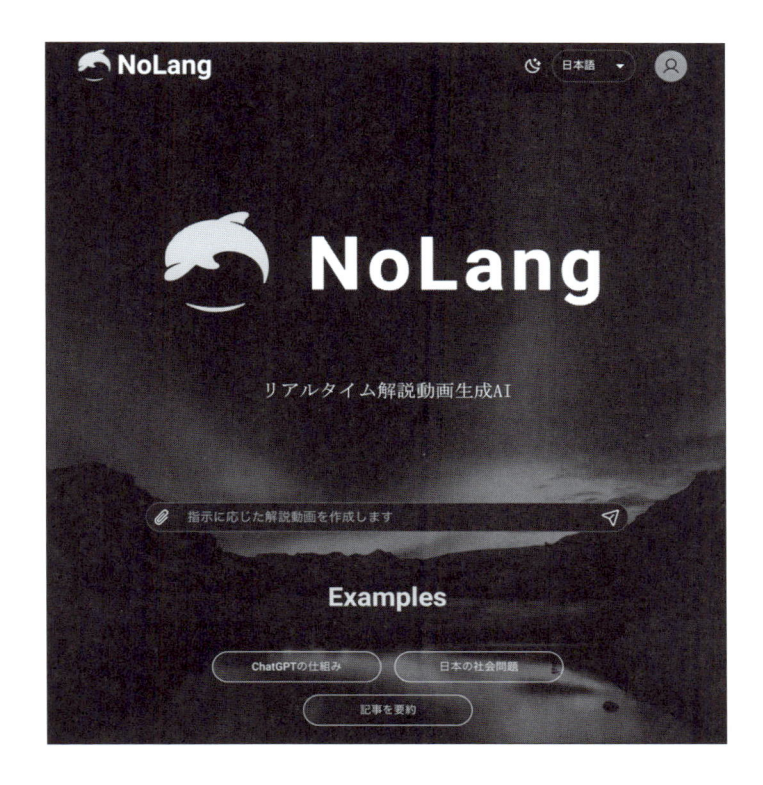

NoLang はリアルタイム解説動画生成 AI で，2024 年 8 月現在，お試しで動画作成が可能です

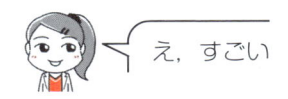 え，すごい

さっそく使ってみよう．うちの専攻医が書き上げてくれたアトピーのレビュー論文を解説してもらうね

Google Chrome の拡張機能に NoLang を入れておくと便利．Chrome ウェブストアで「NoLang」を検索し「Chrome に追加」をクリック．Google Chrome の拡張機能で NoLang をピン留めしておけば，イルカマークを押すだけで動画生成が可能になる．

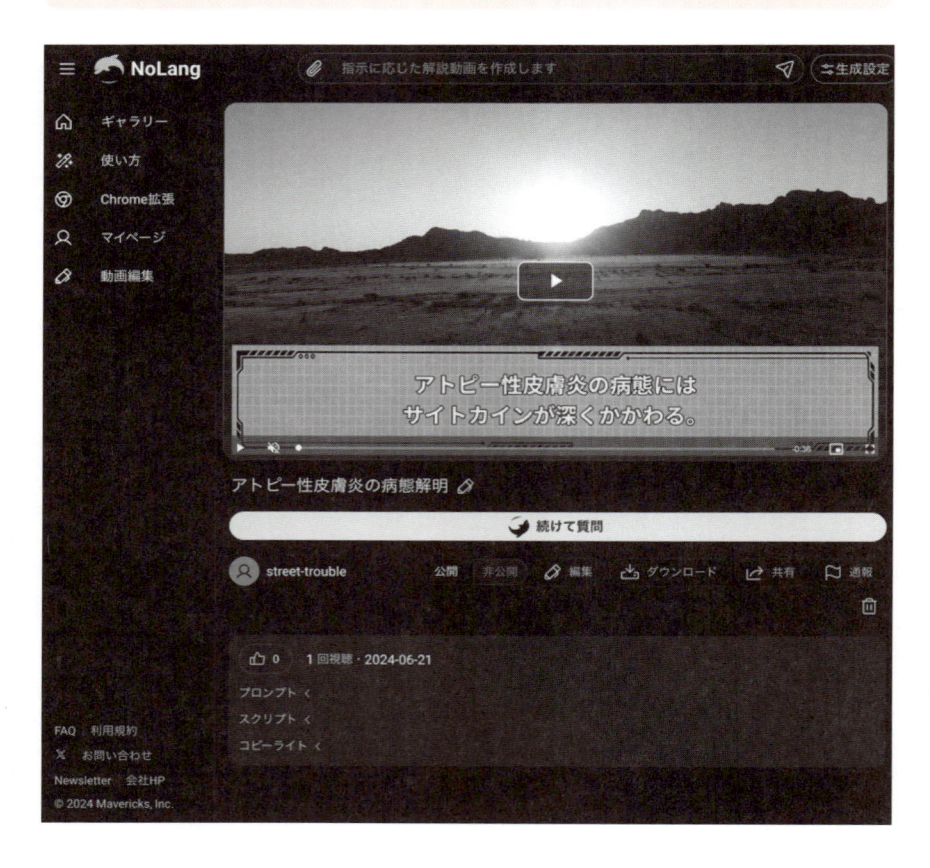

 30 秒も待たないうちに解説動画ができました！

うん，1 分のショート動画があっという間に作成できる．しかも，裏で GPT-4o が動いているから内容について質問もできるんだ

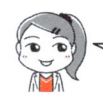 活字疲れしてる今の私には助かります！

動画の写真やスクリプトも変更できるし，動画のコピーライトを記せば YouTube や Instagram のショート動画にアップロードすることもできるんだ

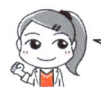 これを使えば，医療系インフルエンサーになれますね！

ぼくはこういう動画生成 AI は教育に使えるんじゃないかと思っているんだ．たとえば，授業の予習教材として，こういうショート動画を作成して配っておく．従来の，資料を渡して読んでおくように，という方法より，ショート動画を観ておくように，のほうが学生さんにとってはハードルが低いと思う

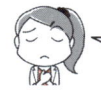 こういう動画ならスマホで観られますもんね．私は学生時代，事前に配布された資料はほとんど読んでいませんでした…

われわれ医学部の教員こそ，こういう動画生成 AI をうまく活用すべきなんじゃないかとぼくは思っているよ

 ここがポイント

動画生成 AI は医学教育のツールとして有用である．

Gen-3 Alpha を使って
医療系イメージ動画を作成する

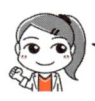

先生！ SNS で本物と見分けがつかない生成 AI の動画を見かけたんですが，わたしにも作れますか？

はい，作れますよ．でも何に使うんですか？

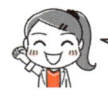

面白い動画を作って，バズらせたいです！

そういうことですか（笑）．動機は少し不純ですが，動画系生成 AI の使いかたを教えましょう

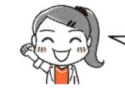

嬉しいです！

さっそくですが，下の QR コードを読み取ってください．手順どおり進めていけば Runway 社が開発した動画系生成 AI の Gen-3 Alpha（ジェンスリー アルファ）を使えるようになります

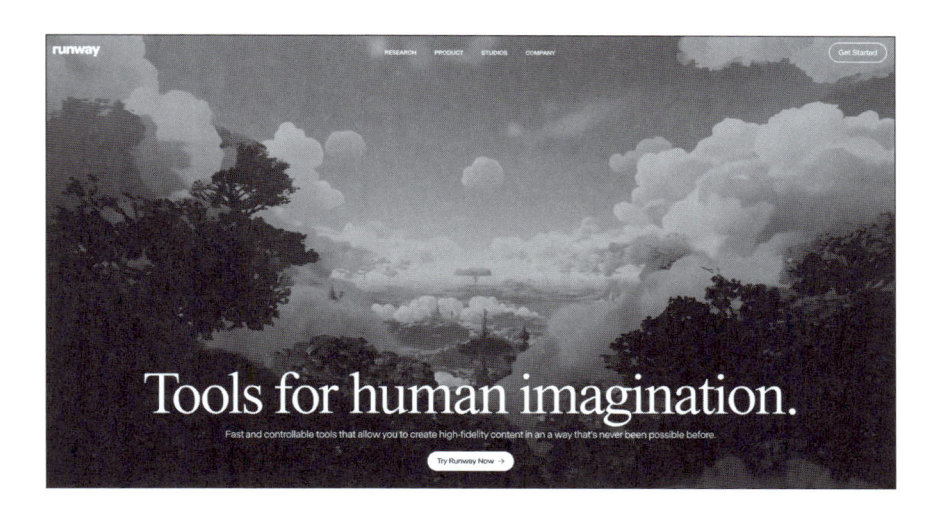

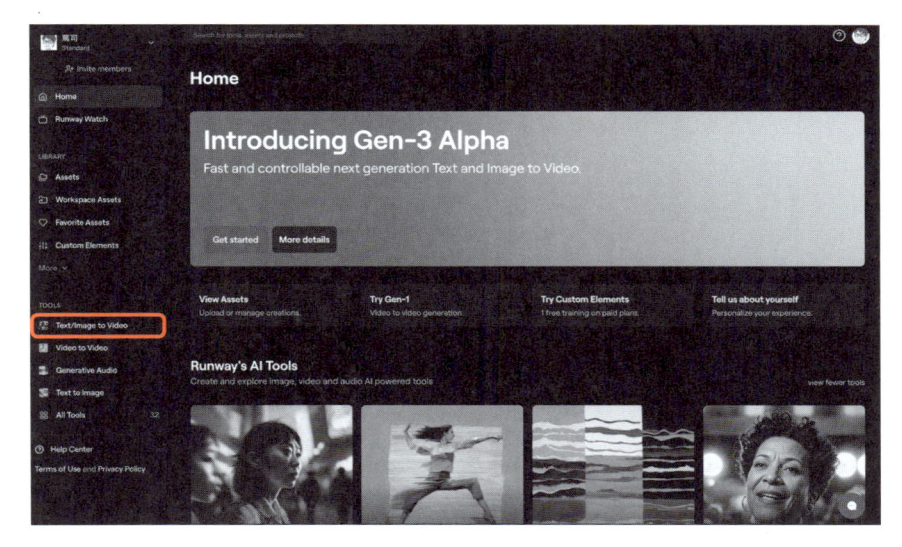

この画面までたどり着いたら，左の「Text/Image to Video」をクリックしましょう

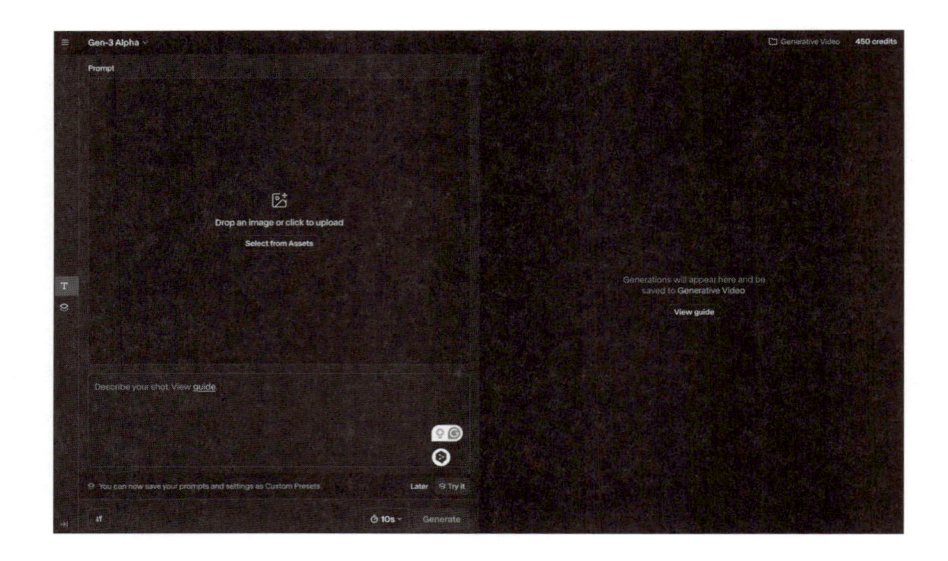

 はい！ できました！

いいですね．この画面でプロンプトを入力すれば，好きな動画を作成できます．ただし，プロンプトは英語なので，DeepL もしくは生成 AI で英語に翻訳してもらいましょう

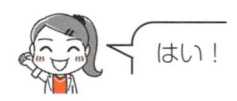 はい！

それと，画像系生成 AI でも動画系生成 AI でも同じことなんだけど，プロンプトは ChatGPT でブラッシュアップしてもらうのがよいです．たとえば「Gen-3 Alpha で動画を作成したい．以下のプロンプトをブラッシュアップして」という具合です

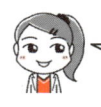 DeepL の英語をそのまま使用しないんですね

うん. Gen-3 Alpha に関しては, プロンプトのコツが公開されているから, まずそれを ChatGPT に学習させて, それからプロンプトを作ってもらうのがいいです

 ゼロショットでいかない, ということですね

そのとおりです. ただし ChatGPT などの LLM と違って, プロンプトが長くなればなるほど, 動画系生成 AI はすべての内容が伝わらなくなる傾向が強い. 短い文章のほうが正確に伝わることもあるから難しい

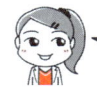 奥が深いです

Gen-3 Alpha に関しては, 事前に用意した画像をアップロードして, それをベースに動画を作成することもできる. たとえば, ChatGPT を使って作成したオリジナルアニメを喋らせることだってできるんだ

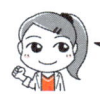 面白そうです. でも, それが医師の仕事にどう関係するんですか?

アイさんがバズる動画を作りたいと言ったので解説したんだけどなぁ (笑). でも, アイさんの言うとおり, 動画系生成 AI をどう仕事に活用するかは難しい問題です. まだまだ思ったとおりの動画を作るレベルに達していないと思う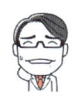

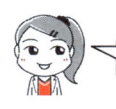 そうなんですね

同じプロンプトで何回も試して，うまくガチャが当たったら採用という流れになると思う．そのうえで使い道があるとすれば，前回でもお話ししたとおり，教育の場面ではないだろうか

 学生さんの授業とかですか？

そうです．たとえば，梅毒で出現するバラ疹．これをイメージで覚えてもらうのに以下のような動画を作成してみた

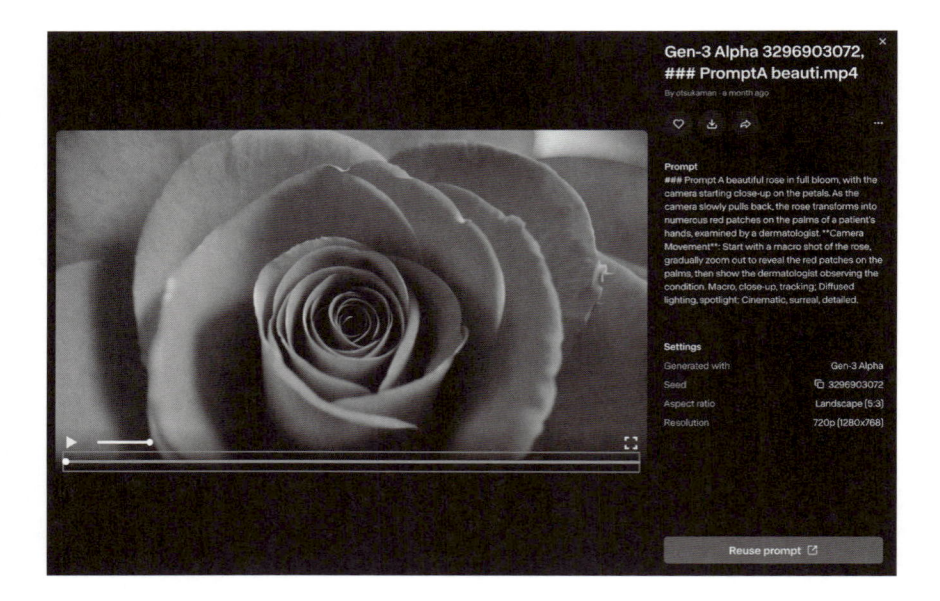

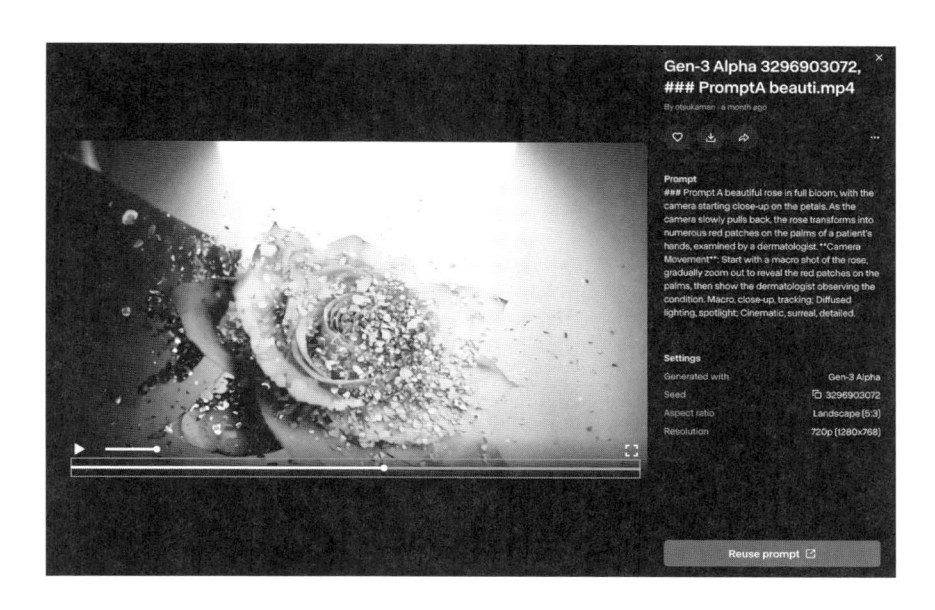

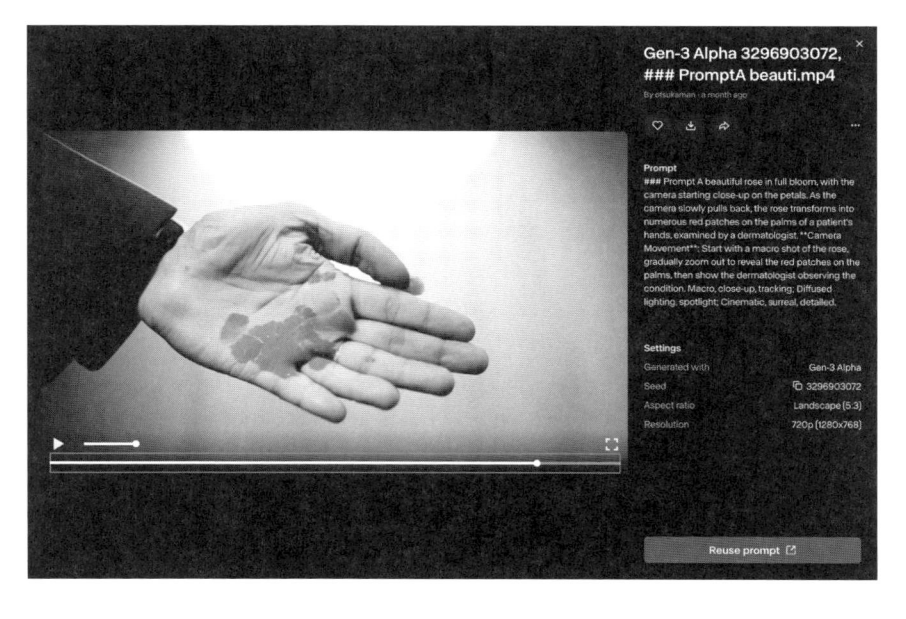

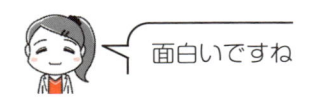 面白いですね

実際の動画は QR コード先にあげているので時間があれば観てください

こんなふうに，視覚的に印象に残るような教材を作成する際には，動画系生成 AI は今後活用の幅が広がると思う

> **! ここがポイント**
>
> Gen-3 Alpha を使えば，動画の作成も可能．印象に残る教育用資材を作成してみよう．

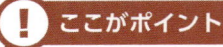 **おーつか先生のプロンプト**

A beautiful rose in full bloom, with the camera starting close-up on the petals. As the camera slowly pulls back, the rose transforms into numerous red patches on the palms of a patient's hands, examined by a dermatologist. **Camera Movement**: Start with a macro shot of the rose, gradually zoom out to reveal the red patches on the palms, then show the dermatologist observing the condition. Macro, close-up, tracking; Diffused lighting, spotlight; Cinematic, surreal, detailed.

AI アバターに英語を喋らせて国際学会を乗り切る

 おーつか先生，助けてください

今日はどうしました？

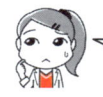 来週発表の国際学会の原稿が覚えられないんです

それは頑張って覚えるしかないですね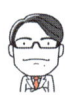

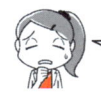 そんな冷たいことを言わずに，生成 AI の力でなんとか！

うーん，絶対に使わないという約束なら，英語での発表を乗り切る方法を教えます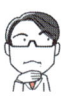

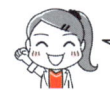 はい！　絶対に使いません！！

その返事は使う気満々ですね（笑）．では，禁断の方法を教えましょう．AI アバターに喋らせれば原稿を覚えなくて大丈夫です

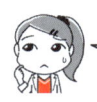 AI アバターに喋らせる？？？

そうです．まずは HeyGen（ヘイジェン）に登録してください

 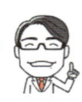

登録が済んだら，左から Avatars を選んで，Instant Avatar を作成してみましょう．まず，「Create Instant Avatar」を選択，その後下の画面が出たら「Get Started」をクリック

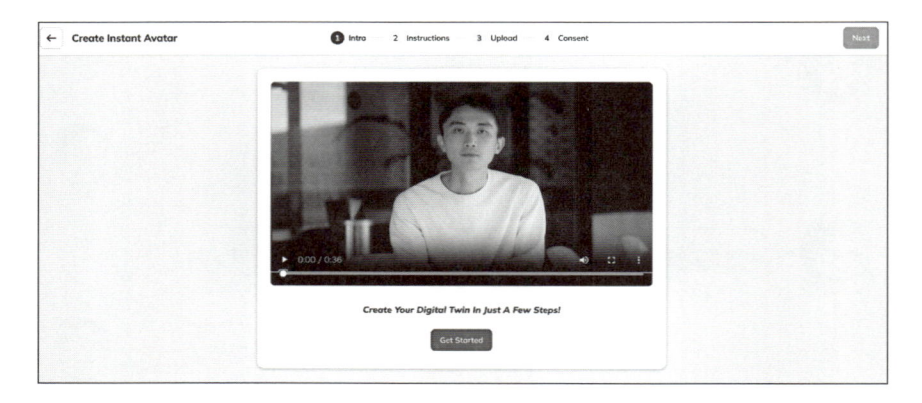

まずは自分が喋っている動画をアップロードする必要があります．手順どおり進めていけば大丈夫

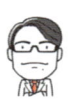

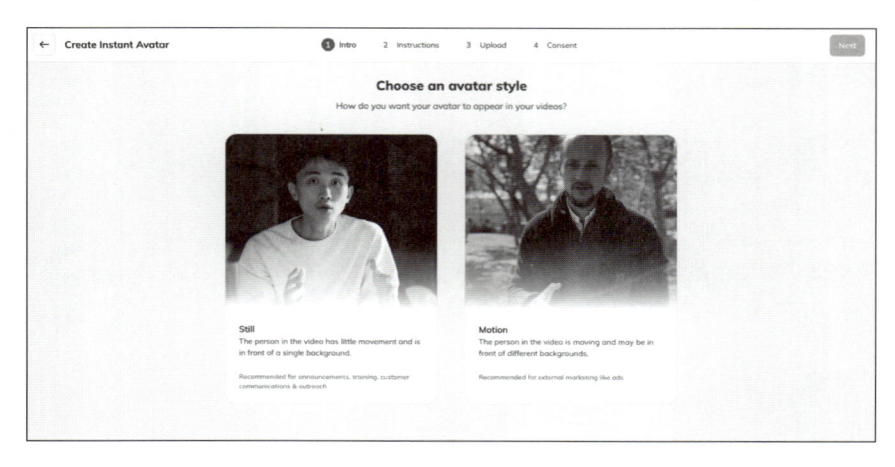

アバターのスタイルは2つの選択肢から選ぶことになる．1つ目は「Still（静止）」．この場合，動画内の人物はほとんど動かず背景は固定されたまま．2つ目は「Motion（動きあり）」で，こっちは動画内の人物が動き，背景が変わる可能性があるもの．学会発表での収録ならば，「Still」でOK

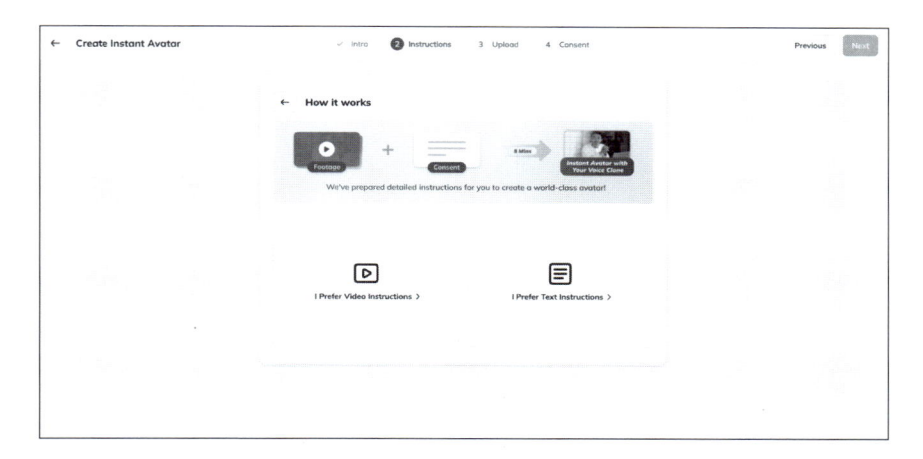

ここは，I Prefer Text Instructionsを選んだほうがわかりやすいと思う．日本語の翻訳を載せておくので，理解できたら「Next step」をクリック

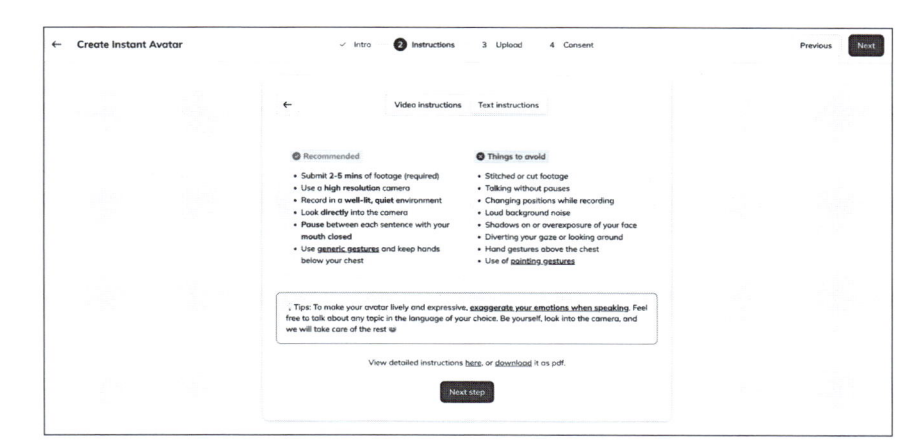

推奨される点（Recommended）	
2〜5 分間の映像を提出	必要な映像の長さです.
高解像度のカメラを使用	映像の品質を保つため.
明るく静かな環境で録画	映像と音声の品質を最適化します.
カメラを直接見る	視聴者と目を合わせることで，自然な印象を与えます.
各文の間に口を閉じて一時停止	スムーズで明確な発話を確保します.
一般的なジェスチャーを使用し，手を胸の下に置く	映像の見やすさを保つため.
避けるべき点（Things to avoid）	
映像の切り貼り	自然な流れを損なうため.
一時停止なしで話す	聞き取りにくくなる可能性があります.
録画中に位置を変更	映像の一貫性が失われます.
大きな背景音	音声が聞こえにくくなります.
顔に影ができる，または露出過度の映像	視覚的なクオリティが低下します.
目をそらしたり周りを見回す	視聴者との一体感が失われます.
胸より上での手のジェスチャー	映像が混乱する可能性があります.
指差しのジェスチャーの使用	不適切と見なされる場合があります.

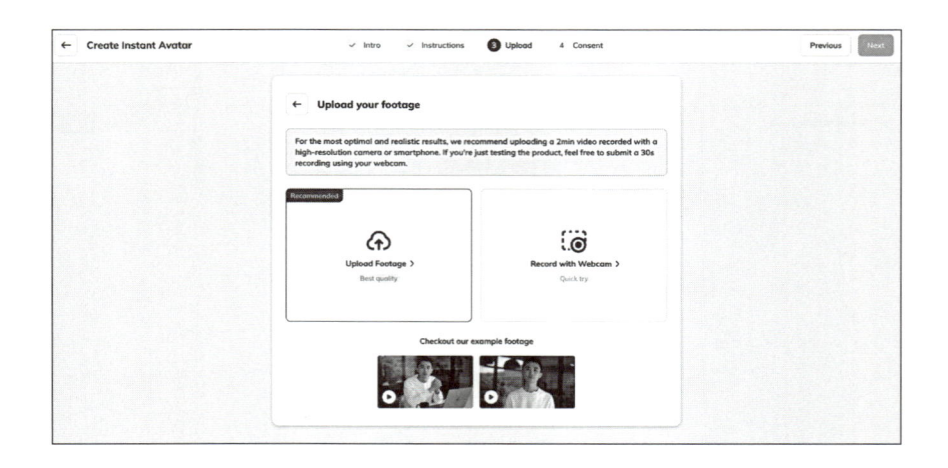

ここで「Upload Footage」を選択．ZOOM でよいので，自分がしゃべる動画を 2〜5 分の間で録画しておこう．この動画をアップロードしてください

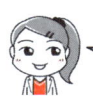

話す内容はなんでもいいんですか？

うん．内容はなんでもよいし日本語で大丈夫だよ．ちなみにぼくは B'z について熱く語った動画を撮影しました

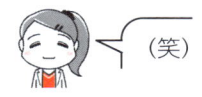

（笑）

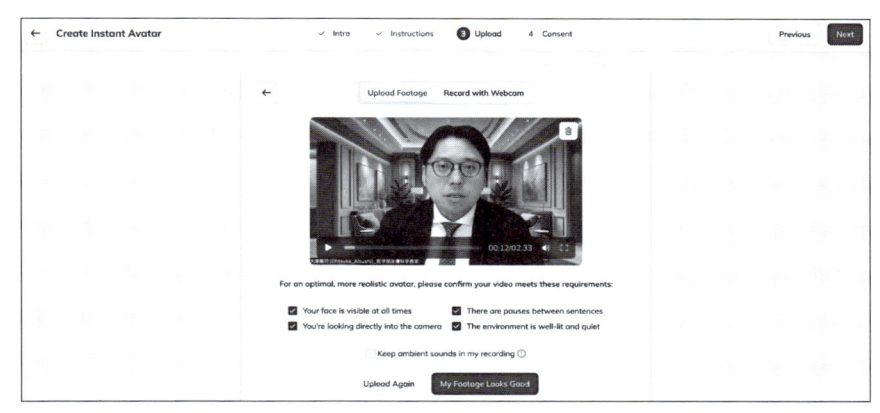

4 つのボックスすべてにチェックを付けて，「My Footage Looks Good」をクリック

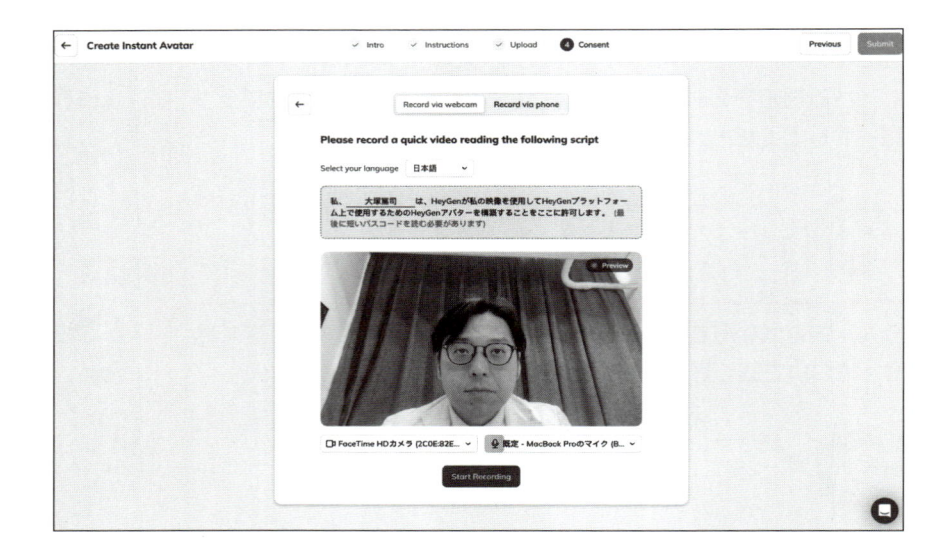

ここは読み上げないといけないので，ゆっくりはっきり発音するようにしてください

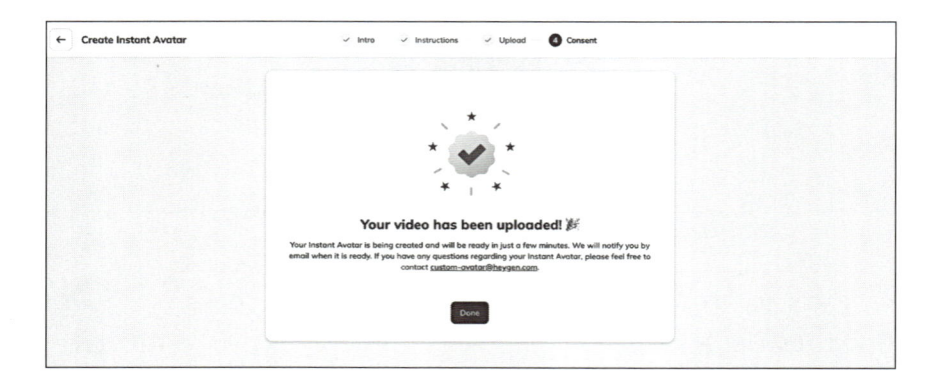

さて，これで今後活用するアバターができたわけだ

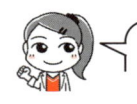

意外と簡単にできました！

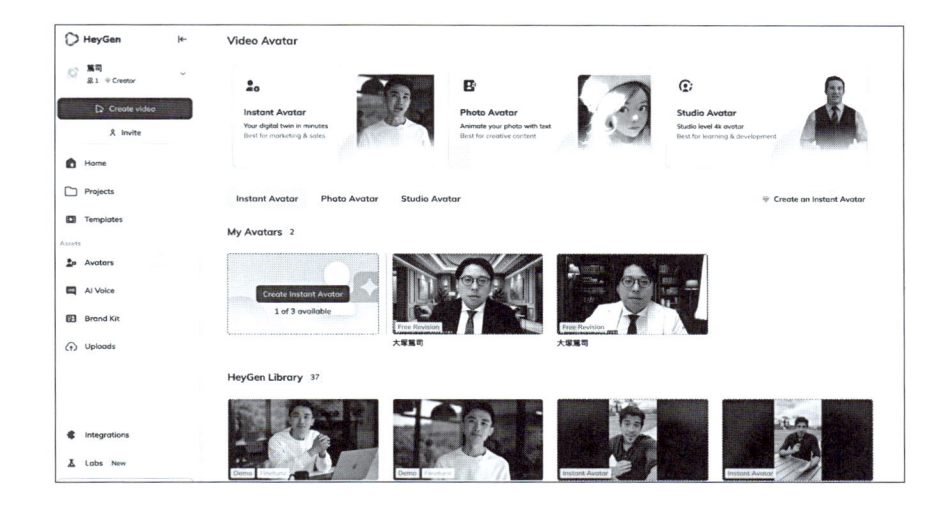

次に，英語の原稿を作成しよう．これは ChatGPT に任せればよい

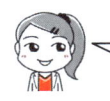 はい．実はそれやりました

 プロンプト
アップロードしたスライドの内容に関して，国際学会で発表する英語の読み原稿を作成してください．

読み原稿ができたら，HeyGen に戻って英語を流暢に喋る自分を作成すればよい

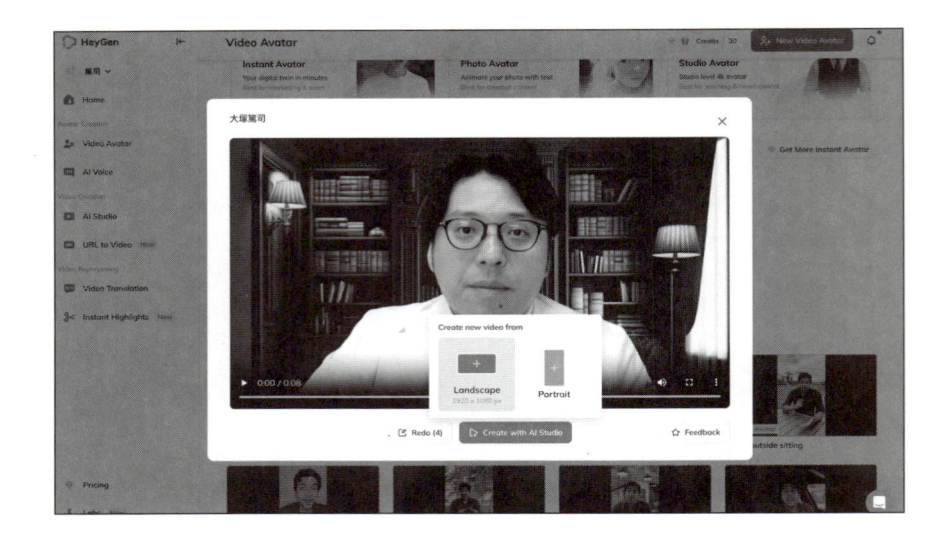

雛形になっている自分の動画を使って，Script には ChatGPT の
原稿を入力しましょう

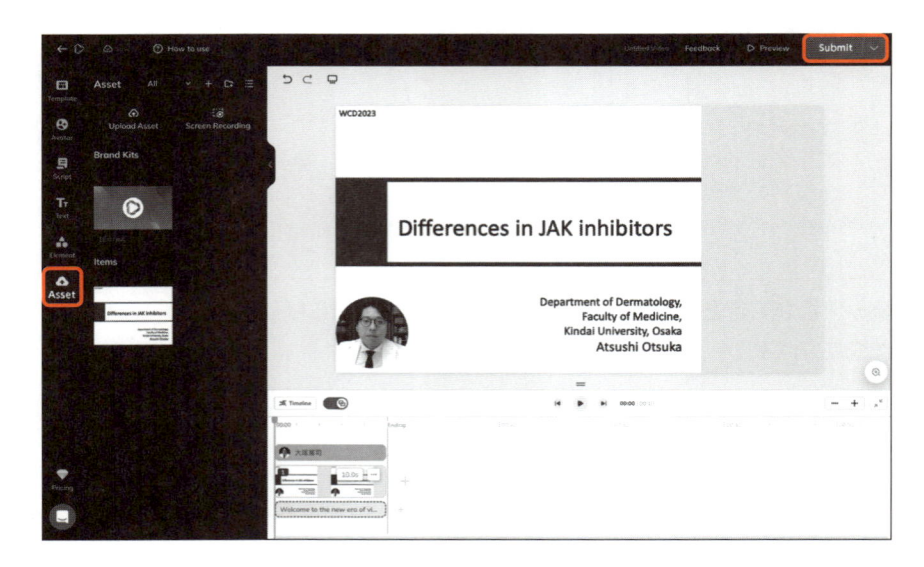

Asset の部分に発表で使うスライドをアップロードします．アバターは小さくするか，消してしまえば，スライドの邪魔にはならない

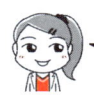 消しちゃっても大丈夫なんですか？

うん．消しても自分の声は残る．Script の三角マークを押してごらん．自分の声で英語を喋りだすから

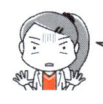 うわっ．ほんとだ

あとはスライドと原稿を調整して，右上の Submit ボタンを押せば自分の声で英語を話す学会スライドの完成です

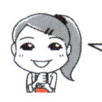 これ，できあがったスライドを流せばよいってことですよね．オンラインの発表だったらわからないですよね

そう．ただ，これをやってしまったら全く自分のためにはならない．国際学会を乗り切るだけの禁断の手法です

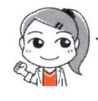 さすがにこれはやりません！（笑）

ただ，この方法を使うとあらゆる言語の人に自分の研究内容を伝えることができる

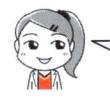 と言いますと？

たとえば，スライドの読み原稿を ChatGPT に中国語へ翻訳してもらおう．その中国語を HeyGen のアバターにのせて喋らせれば，中国語しか喋れない人たちに研究内容を伝えることができる

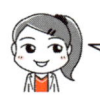 それはつまり，ドイツ語でもフランス語でもどんな言語でもできるということですね

そのとおりです．あなたが伝えたいことをあなたの声と表情で，全世界の人に届けることができる

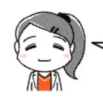 国際学会でズルする方法を教わるつもりが，なんだか壮大な話になってきました

生成 AI を使えば，全世界の人とコミュニケーションを取ることができるなんて素晴らしいことだと思わない？

 はい，とっても！

まだまだ生成 AI は完璧ではないし，問題も残している．でも，いままでできなかったことができるようになる素晴らしいツールなのは間違いない．アイさんもぜひ，世界がよくなる方向に生成 AI を活用していってほしい

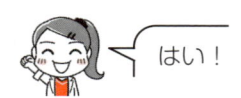 はい！

おーつか先生のプロンプト

アップロードしたスライドの内容に関して，国際学会で発表する英語の読み
原稿を作成してください.

エピローグ

みなさま

　この度，ご報告させていただきたいことがございます．長年の研究と努力の末，生成 AI の力も借りながら，ついに念願の学位取得を果たすことができました．この過程で多くの困難に直面しましたが，周りの方々の支えと最新技術の助けを得て，無事に乗り越えることができました．

　皮膚科専門医としての臨床経験と，今回取得した医学博士号を両輪として，今後は美容皮膚科分野でさらなる飛躍を目指してまいります．最新の医学知識と美容技術を融合させ，患者様一人一人のニーズに寄り添った治療を提供していく所存です．

　これまで支えてくださった家族，友人，同僚の皆様，そして生成 AI の使い方を教えてくれたおーつか先生に心より感謝申し上げます．新たなスタートラインに立った今，皆様のご期待に応えられるよう，より一層精進してまいります．

　今後ともご指導ご鞭撻のほど，よろしくお願い申し上げます．

2024 年 10 月　花咲アイ

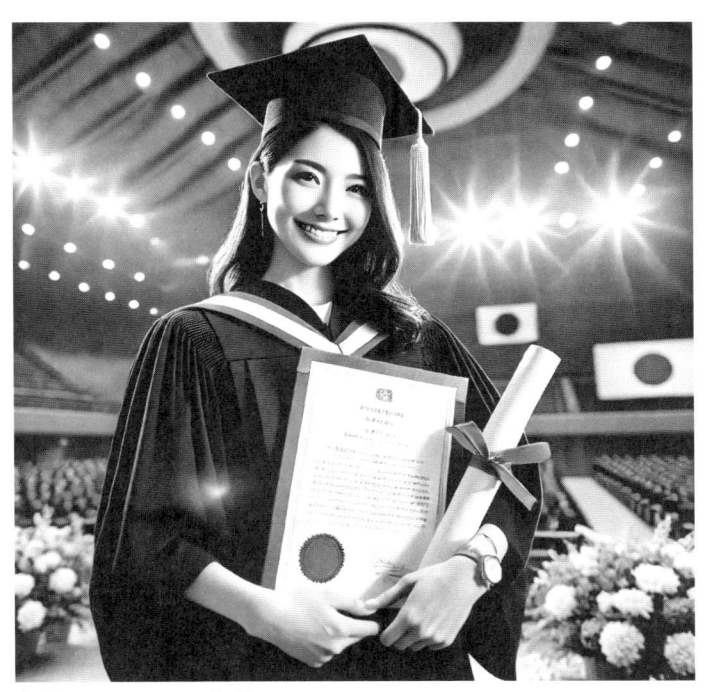

(画像は DALLE-E にて作成)

半年後……

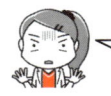 なんで私が留学してるの！！

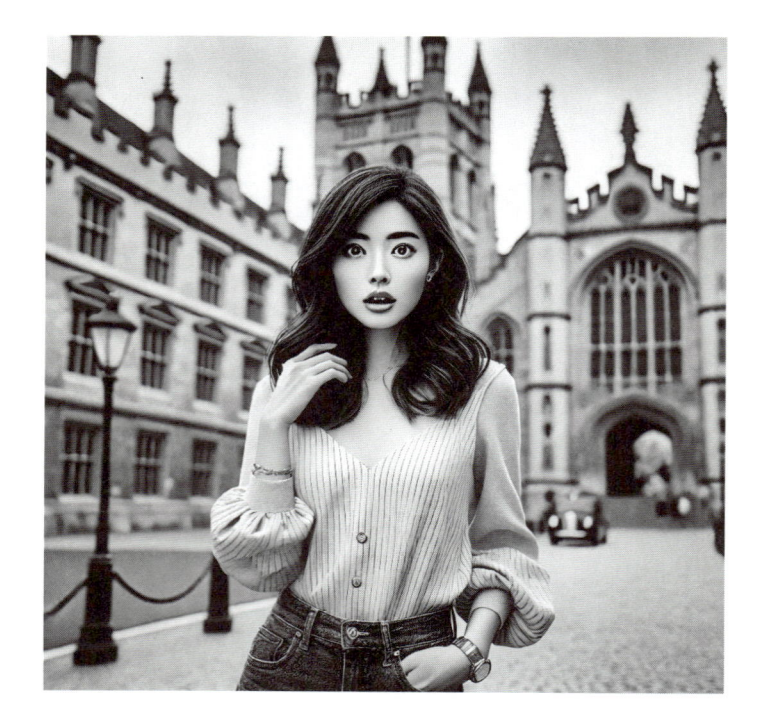

To be continued...

索引